Preparación realista en emergencias

Javier Sastre de la Vega

Índice

Prefacio

Durante más de dos décadas he trabajado como enfermero en el ámbito de las emergencias, desde servicios de atención prehospitalaria hasta escenarios con múltiples víctimas. He visto de cerca situaciones en las que la diferencia entre actuar con calma o dejarse llevar por el pánico podía cambiarlo todo: la vida de una persona, la seguridad de una familia, la capacidad de una comunidad para responder ante la adversidad.

Este manual nace precisamente de esa experiencia real, de lo que ocurre en la calle, en los hogares y en los lugares de trabajo cuando las emergencias llegan sin avisar, cuando el tiempo corre en contra y los recursos parecen insuficientes. No es fruto de la imaginación ni de lecturas idealizadas, sino de cientos de intervenciones en las que aprendí, a veces con éxito y otras con frustración, que la preparación y la claridad salvan más que la improvisación o el coraje impulsivo.

No está escrito desde la teoría de un despacho ni desde la épica de las películas; está escrito desde la práctica, desde la realidad de atender a personas en sus peores momentos, donde el miedo es real, las dudas pesan y el margen de error es mínimo. Aquí no encontrarás discursos grandilocuentes ni promesas irreales: encontrarás herramientas concretas, consejos probados y estrategias sencillas para que cualquier ciudadano pueda reaccionar con lógica, seguridad y confianza cuando la situación lo exige.

Este manual es, en cierto modo, una invitación a perder el miedo a lo desconocido. A entender que, incluso sin ser profesionales sanitarios, todos podemos aprender a actuar mejor, a protegernos y a proteger a otros. Porque en emergencias, la calma informada y la acción correcta hacen la diferencia.

INTRODUCCIÓN

En los últimos años, proliferan en internet y en redes sociales mensajes, vídeos y consejos sobre emergencias que, aunque llamativos, a menudo carecen de rigor o incluso resultan peligrosos. Se difunden ideas que pueden generar una falsa sensación de seguridad o, peor aún, inducir a errores graves en momentos críticos. Este manual surge precisamente como una alternativa a ese ruido informativo: una guía basada en la experiencia y en principios validados, para ofrecer información clara, sencilla y contrastada.

El objetivo es que cualquier persona, sin necesidad de formación previa ni equipos sofisticados, tenga en sus manos un recurso fiable para saber qué hacer y qué no hacer cuando el miedo amenaza con paralizar. No se trata de convertir a la población civil en profesionales de emergencias, sino de brindar nociones prácticas que aumenten las probabilidades de actuar con eficacia hasta que llegue la ayuda especializada.

Hablamos de preparación realista: aprender a evaluar la situación con calma, priorizar lo esencial, protegerse a uno mismo y asistir a otros sin caer en riesgos innecesarios. Porque en una emergencia, la claridad mental y la simplicidad en la acción son más valiosas que cualquier gesto heroico o técnica espectacular.

Este manual es, en definitiva, una herramienta para la vida cotidiana. Lo que aquí encontrarás no son tácticas de "supervivientes extremos" ni relatos épicos, sino pasos claros, protocolos básicos y consejos prácticos que funcionan en la realidad del día a día. Porque cuando el caos aparece, lo que salva vidas no es la espectacularidad, sino la preparación sencilla, lógica y humana.

Qué significa "supervivencia moderna" en el hogar y la ciudad

La **supervivencia moderna** no trata de aventuras extremas en la montaña ni de técnicas exóticas reservadas a especialistas. Se centra en algo mucho más cercano: la **capacidad de cada persona y familia para mantener su seguridad y bienestar cuando lo cotidiano se interrumpe**. Un apagón, un corte de agua, una nevada que bloquea carreteras, una huelga de suministros o una crisis sanitaria son escenarios posibles que nos afectan en lo inmediato.

Aquí entra en juego el **sentido de agencia**: la convicción de que *nuestras decisiones y preparativos previos sí marcan la diferencia*. Prepararse no elimina el riesgo, pero transforma a una persona pasiva en alguien que **actúa con criterio y eficacia** en lugar de esperar a que otros resuelvan el problema.

La supervivencia moderna se construye sobre tres principios prácticos, las tres "A":

1. **Autoprotección inmediata**: tener los recursos básicos para cubrir necesidades críticas (agua, alimentos, calor, refugio, salud, comunicación…).
2. **Adaptabilidad con agencia**: saber que puedes improvisar y resolver porque te has entrenado y organizado.
3. **Actualización progresiva**: establecer un plan que evoluciona paso a paso y fortalece la confianza en tu capacidad de respuesta.

En el fondo, la supervivencia moderna no es otra cosa que **recuperar el control de lo que depende de ti**. Ese control es el núcleo del sentido de agencia: actuar ahora para no depender por completo de la suerte o de la ayuda externa.

Cómo usar este manual: de la teoría a la práctica

Este manual está concebido como una **guía de autoprotección práctica** que parte de un principio central: el *sentido de agencia se entrena*. Cada capítulo combina conocimiento teórico con pasos prácticos diseñados para que tú, tu familia o tu comunidad **ganéis control real sobre vuestras circunstancias**.

Así lo verás estructurado:

1. **Comprender**: primero sabrás por qué un recurso o estrategia es importante. La teoría te da el *porqué*.
2. **Aplicar**: luego encontrarás instrucciones claras, listas de comprobación y ejemplos. La práctica te da el *cómo*.

3. **Adaptar:** cada sección propone alternativas para distintos perfiles: mujeres, niños, personas mayores o familias. Esto refuerza tu sentido de agencia, porque hace que tu preparación sea *a medida de tu realidad*, no una copia genérica.

4. **Integrar:** finalmente, se invita a que no pienses solo en ti, sino en tu familia y entorno, porque el sentido de agencia compartido multiplica la capacidad de respuesta.

Tu compromiso como lector

Este manual no es un libro para leer y guardar. Es una **herramienta de acción progresiva**. Cada paso que tomes —llenar un bidón de agua, preparar una mochila de 24h, organizar un botiquín— fortalece tu *sentido de agencia*.

El compromiso que te pedimos es sencillo:

- **No lo dejes en teoría.** Cada capítulo tiene una tarea práctica que puedes empezar hoy mismo.
- **Avanza a tu ritmo.** No necesitas tenerlo todo preparado en una semana, pero sí dar pasos constantes.
- **Convierte el manual en parte de tu vida.** La supervivencia práctica no es una obsesión, es un hábito de autoprotección que te da tranquilidad.

En definitiva, este manual nace para que recuperes tu **sentido de agencia**, es decir, la certeza de que puedes actuar y marcar la diferencia cuando todo a tu alrededor se detiene; cada capítulo te llevará de la comprensión a la acción con pasos claros, accesibles y realistas que reforzarán tu seguridad personal y familiar; ahora que ya conoces la base de lo que significa la supervivencia moderna, te invito a continuar con el **Capítulo 1: Fundamentos de la Preparación**, donde empezaremos a transformar el conocimiento en medidas concretas de autoprotección práctica.

I
Fundamentos de la Preparación

La preparación no empieza con una mochila ni con una lista de objetos, sino con la forma en que pensamos y reaccionamos ante lo inesperado. En cada emergencia, desde un apagón doméstico hasta una catástrofe natural, lo decisivo no es lo que se posee, sino la capacidad de mantener la calma, organizarse y tomar decisiones claras. Esa es la base de los fundamentos de la preparación: comprender que la seguridad se construye primero en la mente y solo después en las manos. Este capítulo explora cómo cultivar una mentalidad de preparación sólida, donde la agencia personal, el control emocional y la disciplina en la toma de decisiones se convierten en el verdadero equipamiento que nunca se pierde ni se agota.

1.1 Mentalidad de preparación: agencia, calma y control en la toma de decisiones

La **mentalidad de preparación** no se hereda ni aparece por instinto: se entrena. Significa **internalizar que lo que haces importa**, que cada decisión previa (almacenar agua, planear rutas de evacuación, ensayar protocolos) te coloca en mejor posición frente a una crisis. Ese es tu **sentido de agencia**: *soy capaz de actuar y de influir en lo que ocurre.*

¿Por qué la mentalidad es más importante que el equipo?

Los equipos se pierden, se rompen o no están a mano. La mentalidad, en cambio, **te acompaña siempre**. Es lo que te permite improvisar con lo que haya cerca, dar instrucciones claras a tu familia o decidir cuándo evacuar. Muchos organismos, como la **Cruz Roja** o **Protección Civil**, coinciden en que el primer recurso de un ciudadano preparado no es su mochila, sino su **capacidad de mantener la calma y ejecutar un plan aprendido.**

Tres ejes prácticos para entrenar el mindset de preparación

1. Entrena la calma bajo presión

La calma no significa ausencia de miedo, sino **gestión del miedo**. Para desarrollarla:

- **Simula emergencias** en entornos controlados: Acuerda con un familiar/conocido cortar la luz en casa sin previo aviso durante 2 horas y comprueba cómo reaccionas.

- **Practica respiración de control**: 4 segundos inhalar – 7 retener (apnea) – 8 exhalar. Esto ayuda a bajar pulsaciones y oxigenar el cerebro antes de decidir. Es una técnica con fundamentos científicos que popularizaron los Navy SEAL de EEUU.
- **Crea micro-rutinas**: al escuchar una alarma o notificación de emergencia, haz siempre lo mismo (respirar, revisar entorno, dar primera instrucción). Automatizar el inicio reduce el caos. Esto es fundamental, los comienzos marcan el resultado.

> Consejo: empieza con "apagones voluntarios" de 30 minutos en casa para entrenar a tu familia a funcionar sin electricidad.

El control no se logra sabiendo "todo", sino aplicando **reglas sencillas** que te permiten actuar rápido. Algunos ejemplos:

- **Regla del 3 "al cubo" o 3-3-3** (de supervivencia básica): 3 minutos sin aire, 3 días sin agua, 3 semanas sin comida → prioriza en ese orden.
  - **3 minutos sin aire** (oxígeno): importancia de despejar vías aéreas, salir del agua, o controlar hemorragias graves (que también pueden matar en pocos minutos).
  - **3 días sin agua**: la deshidratación crítica empieza a partir de 72 h sin ingesta.

- o **3 semanas sin comida**: el cuerpo puede resistir más de 20 días sin alimento si hay hidratación suficiente.

- **Protocolo STOP (Stop, Think, Observe, Plan)**: detente, piensa, observa lo que tienes y planifica antes de moverte. Se popularizó en manuales de las fuerzas armadas de EE. UU. y posteriormente en guías civiles como las de la **Boy Scouts of America** y manuales de **wilderness survival** (ej. *US Army Survival Manual – FM 21-76*). Fue incorporado después en múltiples programas de formación en emergencias, como método sencillo para recordar cómo **frenar la reacción impulsiva al entrar en pánico** y reorganizar prioridades. Conviene tener un recordatorio visible como un parche de velcro o tarjeta con las siglas en tu kit.

- **Plan familiar en 3 pasos**:
    - o Punto de reunión dentro de casa.
    - o Punto de reunión fuera de casa.
    - o Contacto externo (amigo o familiar fuera de la zona).

Consejo: imprime tu plan y colócalo en la nevera. La visibilidad lo convierte en hábito.

3. Construye tu sentido de agencia y autonomía con práctica progresiva

La autonomía y agencia se fortalecen cuando experimentas que **tus acciones tienen resultado real**. Para entrenarla:

- **Haz un checklist mensual**: cada mes añade un recurso a tu mochila (pilas, filtro de agua, medicación…). Esto te da sensación de progreso y control. No se trata de hacerla infinita sino de ir mejorando y sustituyendo los materiales de menor calidad o menor funcionalidad.
- **Ensaya roles familiares**: que cada miembro sepa una tarea (uno apaga la luz, otro cierra gas, otro revisa el botiquín). Muy importante cuando hay niños pequeños a cargo o personas dependientes incluirles como parte activa del plan, adaptando las tareas a sus capacidades.
- **Aplica la mejora continua**: tras cada práctica, revisa qué funcionó y qué no, y actualiza tu plan. Se aprende

Consejo: agenda una "prueba de emergencia" en familia una vez al trimestre. Cuanto más lo practiques, más natural será actuar sin pánico.

Errores comunes al desarrollar la mentalidad de preparación

1. **Pensar que nunca pasará nada**: la falsa seguridad bloquea la acción preventiva.

2. **Sobrecomplicar la preparación**: sistemas imposibles de recordar generan parálisis. Mejor reglas cortas y repetibles.
3. **Confiar solo en la tecnología**: un móvil sin batería no es un plan. La autonomía real incluye alternativas analógicas.
4. **Prepararse solo en teoría**: leer manuales sin entrenar deja la autonomía real en "cero". La práctica es lo que marca la diferencia.

Cómo saber que estás cultivando tu capacidad de acción

- Pasas de sentir miedo a sentir **confianza** cuando piensas en una emergencia.
- Tomas **iniciativas pequeñas** (guardar agua, comprar un hornillo) sin esperar a que alguien más te lo diga.
- Tu familia empieza a **recordar protocolos** sin que se los repitas.
- Tras una práctica, sientes que **tienes más control que la vez anterior.**

La mentalidad de preparación se desarrolla igual que un músculo: con **entrenamiento regular y progresivo**. Cada acción concreta —desde practicar respirar en calma hasta añadir un elemento mensualmente al kit— refuerza tu **sentido de agencia**.

Con esa mentalidad, cualquier recurso (una linterna, una radio, un botiquín) se convierte en una herramienta poderosa porque **tú sabes cómo usarla y cuándo.**

Ejercicio práctico recomendado:

Haz un *apagón voluntario de 1 hora esta semana*. Durante ese tiempo:

- Usa solo linternas o velas.
- Revisa cómo gestionas el agua, la comida y la comunicación.
- Anota qué funcionó y qué faltó.

Este simple ejercicio entrena la calma, te muestra tus puntos débiles y te da la primera experiencia real de agencia en tu propio hogar.

1.2 Tipos de emergencias: naturales, tecnológicas, sociales y personales

Conocer los tipos de emergencias es un paso fundamental para consolidar la mentalidad de preparación. No todos los escenarios requieren la misma respuesta, y clasificar el riesgo es lo que permite elegir bien los recursos y las estrategias, evitando el gasto innecesario de energía o el pánico.

Las principales organizaciones internacionales y nacionales —como la **FEMA** en Estados Unidos o la **Cruz Roja**— utilizan una clasificación basada en la causa de la emergencia: naturales, tecnológicas (o antropogénicas) y sociales. Dentro de estas categorías oficiales no suele contemplarse la **emergencia personal**, entendida como un accidente doméstico, una crisis de salud individual o un episodio psicológico agudo. La razón es simple: los marcos oficiales se centran en sucesos de impacto comunitario, regional o nacional, con consecuencias colectivas. Sin embargo, desde un enfoque pedagógico resulta útil incorporar este cuarto tipo, porque recuerda que los riesgos también pueden surgir en el ámbito íntimo e inmediato. La resiliencia colectiva, en última instancia, empieza siempre en la capacidad de autoprotección individual.

En España, la **Ley 17/2015 del Sistema Nacional de Protección Civil** clasifica las emergencias según la capacidad de respuesta necesaria:

- **Nivel 1 (local/autonómico)**: puede resolverse con medios ordinarios del municipio o la comunidad autónoma.
- **Nivel 2 (interautonómico/nacional)**: requiere refuerzo de recursos estatales o de otras comunidades.
- **Nivel 3 (interés nacional)**: situación extraordinaria bajo dirección del Gobierno central (ejemplo: catástrofes, terrorismo o emergencias NBQ —nucleares, biológicas o químicas—).

En Estados Unidos, la **FEMA** emplea el *National Response Framework*, con categorías como *Incident of Local Significance*, *Major Disaster* o *Catastrophic Incident*. La **OMS**, por su parte, utiliza desde 2013 el *Grading of Emergencies*, con tres grados:

- **Grado 1**: emergencias manejables con recursos locales.
- **Grado 2**: requieren apoyo internacional moderado.
- **Grado 3**: de interés internacional, con necesidad de coordinación global (como el ébola o el inicio de la COVID-19).

De manera similar, la **ONU (OCHA)** emplea los niveles 1, 2 y 3 para crisis humanitarias. En todos los casos, la lógica es la misma: definir la magnitud del evento y los recursos necesarios.

En este manual proponemos una clasificación más amplia, que incluye cuatro niveles progresivos: **personal, comunitario, regional/nacional y sistémico**. A diferencia de los marcos oficiales, que parten de la escala colectiva, aquí incorporamos la emergencia personal como punto de partida. Esta decisión responde a una convicción central: toda preparación social se sustenta en la capacidad de cada individuo de cuidarse, organizarse y responder.

Nivel 1A – Control personal

Se trata de emergencias que afectan únicamente al individuo o su entorno inmediato, y que pueden resolverse con recursos propios. Hablamos de un corte superficial, un apagón breve, el incendio de una sartén, una reacción alérgica leve o una crisis de ansiedad pasajera. La respuesta adecuada incluye aplicar conocimientos básicos, usar el kit personal o practicar primeros auxilios. El riesgo surge cuando la falta de preparación convierte un problema menor en una complicación grave.

Nivel 1B – Emergencia personal fuera de control

En este nivel la emergencia sigue siendo individual, pero los recursos propios resultan insuficientes. Requiere asistencia de sanitarios, bomberos o fuerzas de seguridad. Ejemplos serían un accidente de tráfico grave, un sangrado masivo, un infarto, un ictus o un incendio doméstico descontrolado. La respuesta combina autoprotección avanzada con la activación inmediata de los servicios de emergencia. El mayor peligro aquí es el pánico, que puede bloquear la reacción.

Nivel 2 – Impacto comunitario

La emergencia se extiende a un barrio, una localidad o un grupo social, y exige coordinación de recursos compartidos. Inundaciones locales, incendios urbanos, accidentes químicos o disturbios son ejemplos representativos. En este escenario, la preparación individual se multiplica en eficacia cuando se integra en la ayuda mutua, la comunicación con autoridades y los planes comunitarios.

Nivel 3 – Emergencia regional o nacional

El evento supera la capacidad local y requiere una respuesta masiva de instituciones, fuerzas de seguridad o dispositivos militares. Terremotos, epidemias, crisis energéticas prolongadas o ataques terroristas son algunos ejemplos. La autonomía básica de los ciudadanos durante días o semanas —agua, comida, energía, comunicación y un plan familiar claro— se convierte en el factor que diferencia entre resiliencia y vulnerabilidad.

Nivel 4 – Colapso prolongado o crisis sistémica

Se trata de emergencias que se prolongan en el tiempo y alteran el funcionamiento de toda la sociedad: guerras, apagones generales, pandemias globales o desastres climáticos. En este escenario extremo, la autosuficiencia parcial, la organización en redes de confianza y la adaptabilidad son esenciales. Más que los recursos materiales, lo decisivo es la mentalidad: calma sostenida y planificación a largo plazo.

Emergencias naturales

Las emergencias naturales son las más conocidas, porque suelen acaparar titulares: tormentas, inundaciones, incendios forestales, terremotos, nevadas extremas u olas de calor y frío. Son fenómenos que no pueden evitarse, aunque sí anticiparse si se siguen los avisos meteorológicos y los planes de protección civil. El error común es creer que "eso pasa en otros lugares". La tormenta Filomena o los incendios recientes en la península recuerdan que nadie está a salvo. Prepararse no es vivir con miedo, sino aprender a minimizar lo inevitable.

La autonomía en este ámbito empieza por conocer los riesgos frecuentes de la zona, identificar señales tempranas, y ajustar la mochila de 24 o 72 horas a cada estación: manta térmica en invierno, protección solar en verano, repelente en áreas con mosquitos. En una inundación urbana, por ejemplo, no se trata de evitar la lluvia, sino de cortar la electricidad a tiempo, refugiarse en zonas altas y mantener la comunicación mediante una radio a pilas.

Emergencias tecnológicas o antrópicas

Estas emergencias derivan de la actividad humana y son cada vez más comunes en un mundo interconectado. Accidentes industriales, vertidos químicos, explosiones, incendios urbanos, ciberataques masivos o apagones prolongados son ejemplos frecuentes. Suelen ser repentinas y de gran impacto local, y muchas veces la diferencia entre el desastre y la contención radica en saber actuar con protocolos claros.

La preparación implica aprender a cerrar gas, agua y electricidad en casa, identificar rutas alternativas si se vive cerca de zonas industriales y disponer de copias físicas y offline de documentos y contactos esenciales. En un apagón masivo, quien no se ha preparado queda atrapado en la espera; quien sí lo hizo activa su radio de dinamo, organiza turnos familiares para las linternas y preserva baterías para comunicaciones vitales.

Emergencias sociales

Se caracterizan por no irrumpir de golpe, sino por alterar progresivamente la vida colectiva: pandemias, disturbios, crisis sanitarias, desabastecimientos, huelgas prolongadas o bloqueos logísticos. Su impacto va más allá de lo material: la soledad, el miedo o el pánico colectivo pueden ser tan peligrosos como la falta de agua o alimentos. La pandemia de COVID-19 evidenció la necesidad de combinar rutinas claras, comunicación con seres queridos y reservas mínimas en el hogar.

Prepararse aquí significa mantener provisiones básicas para al menos 72 horas, planificar vías de comunicación alternativas con la familia y conocer los protocolos oficiales de confinamiento o refugio. En un encierro, la autonomía no consiste en acumular sin medida, sino en sostener hábitos saludables, racionar recursos y evitar el aislamiento emocional mediante la coordinación con vecinos.

Emergencias personales o domésticas

Son las más frecuentes y, al mismo tiempo, las más ignoradas. Incendios en la cocina, caídas de personas mayores, intoxicaciones accidentales o enfermedades repentinas ocurren cada día y no suelen aparecer en los titulares. Sin embargo, constituyen el núcleo de la verdadera preparación: la seguridad del hogar.

Actuar responsablemente implica instalar detectores de humo y revisarlos, mantener un botiquín actualizado, conocer técnicas básicas de primeros auxilios y practicar planes de evacuación familiar. Si una sartén se incendia, por ejemplo, la diferencia entre el desastre y la resolución está en haber ensayado: no echar agua, sino usar una tapa metálica o una manta ignífuga, cortar el gas y evacuar si es necesario.

Errores comunes en la clasificación de emergencias

Los errores más habituales en la comprensión de las emergencias son: pensar que todas son igual de graves, subestimar las domésticas, ignorar protocolos oficiales y actuar sin criterio. No todas las amenazas requieren evacuar; muchas veces la acción más segura es refugiarse. La mayoría de emergencias reales ocurren en casa, y no en escenarios catastróficos globales.

Ejercicio práctico

Dedica una hora esta semana a clasificar los tres riesgos principales de tu zona —por ejemplo, un incendio forestal, una inundación o un corte eléctrico— consultando la web de Protección Civil de tu comunidad. Escríbelos indicando si son naturales, tecnológicos, sociales o personales. A continuación:

1. Anota qué recursos ya tienes en casa.
2. Señala qué te falta.

3. Asigna un rol a cada miembro de tu familia en caso de emergencia.

Este sencillo ejercicio transforma la percepción abstracta del riesgo en un plan concreto de respuesta, y convierte la sensación de "todo puede pasar" en la certeza de estar preparado para escenarios específicos.

1.3 Evaluación de riesgos según el entorno

La evaluación de riesgos es un pilar esencial de la preparación. En el ámbito laboral suele emplearse el modelo clásico de **identificar – evaluar – controlar**, centrado en prevenir accidentes en el puesto de trabajo. En cambio, en salud pública y en la investigación sobre cambio climático, organismos como el **IPCC** definen el riesgo a partir de tres factores: el peligro en sí, la exposición de las personas y la vulnerabilidad de su entorno. Ambos enfoques son útiles, pero resultan demasiado técnicos para la vida cotidiana.

Por ello, en este manual proponemos una clasificación práctica y accesible basada en tres entornos donde transcurre nuestra vida diaria: **hogar, ciudad y campo**. Cada uno plantea amenazas distintas, y comprenderlas es el primer paso para personalizar la preparación y convertirla en un plan realista y efectivo.

No todos los riesgos afectan por igual a todas las personas. El lugar donde se vive condiciona tanto vulnerabilidades como fortalezas. Un incendio forestal es improbable en el centro de una gran urbe, mientras que un corte eléctrico prolongado puede paralizarla por completo. En un pueblo, en cambio, la falta de electricidad puede mitigarse si se dispone de estufa de leña o agua de pozo, aunque la distancia a un hospital represente una amenaza mayor. Prepararse comienza siempre con una evaluación honesta del entorno: identificar qué emergencias son más probables, qué consecuencias pueden tener y qué recursos se poseen para enfrentarlas.

Riesgos en el hogar

El hogar, núcleo de la vida cotidiana, es también el lugar donde se producen la mayoría de emergencias. La sensación de seguridad que transmite puede llevar a infravalorar los riesgos domésticos, pero estos son frecuentes y, en ocasiones, graves: incendios por sobrecargas eléctricas, intoxicaciones por gas, inundaciones por tuberías defectuosas, accidentes en la cocina o caídas de personas mayores. Además, cualquier corte en los suministros básicos —agua, electricidad, calefacción— impacta de inmediato en la vida familiar.

Preparar el hogar significa transformarlo en un refugio seguro incluso en condiciones adversas, garantizando la posibilidad de permanecer en él de forma autónoma al menos durante 72 horas. Esto implica revisar periódicamente las instalaciones de gas y electricidad, instalar detectores de humo y disponer de al menos un extintor, colocar linternas accesibles en diferentes habitaciones y practicar un plan de evacuación doméstico.

Ejemplo: un cortocircuito provoca humo en la cocina a medianoche. Una familia que ha ensayado su plan de evacuación sale ordenadamente; otra, sin preparación, pierde minutos valiosos en medio del caos.

Riesgos en la ciudad

La vida urbana ofrece ventajas —servicios sanitarios, transporte, infraestructuras—, pero esas mismas fortalezas son también su debilidad: la dependencia de sistemas centralizados. En la ciudad, un apagón no solo implica quedarse sin luz: paraliza ascensores, interrumpe el transporte, apaga semáforos, bloquea bombas de agua y cierra comercios.

La densidad de población multiplica los riesgos durante evacuaciones, disturbios, movimientos de masas o compras de pánico. Una ciudad bien abastecida puede vaciar supermercados en cuestión de horas. Por eso, la preparación urbana debe enfocarse en lograr autonomía temporal y capacidad de movimiento en entornos colapsados. Esto incluye tener siempre a mano una mochila de 24 horas, planificar puntos de encuentro familiares dentro y fuera del barrio, guardar efectivo en billetes pequeños —cuando fallan los sistemas de pago electrónicos— y conocer rutas alternativas para salir de la ciudad.

Ejemplo: un apagón general deja sin servicio al metro y apaga los semáforos. Quien está preparado lleva linterna portátil, agua y conoce la ruta a pie hacia casa; quien no, queda atrapado en la incertidumbre.

Riesgos en el campo o entorno rural

En las zonas rurales los riesgos son distintos. Aquí no predomina la saturación, sino el aislamiento. Tormentas, nevadas, incendios forestales o inundaciones pueden cortar carreteras y dejar a pueblos enteros incomunicados durante días. La naturaleza aporta recursos —agua, leña, espacio—, pero también amenazas directas.

Otro factor crítico es la distancia a servicios de emergencia: una caída puede complicarse si el traslado al hospital tarda horas. Prepararse en el campo significa pensar en resistencia a largo plazo, con reservas adicionales de energía, comida y comunicación. Esto implica mantener un stock de agua y alimentos superior a 72 horas, contar con fuentes autónomas de energía como baterías o placas solares, disponer de un vehículo con combustible suficiente y cadenas en invierno, y conocer el uso de mapas físicos y brújula como respaldo al GPS.

Ejemplo: una nevada bloquea el acceso al pueblo durante tres días. Una familia con reservas de comida, linternas solares y radio portátil lo afronta como un reto; otra, dependiente del supermercado local, lo vive como una crisis.

Los fallos más habituales en la preparación son creer que un único plan sirve para todo, no actualizar las medidas tras cambios vitales (mudanza, reformas, nuevo trabajo), centrarse en desastres extraordinarios olvidando los riesgos cotidianos, y confiar ciegamente en servicios externos que pueden tardar horas o días en llegar.

Ejercicio práctico recomendado

Realiza un **mapa de riesgos de tu entorno**: dibuja un plano sencillo de tu casa, tu barrio o tu pueblo; marca posibles amenazas como zonas inundables, carreteras bloqueables o tendidos eléctricos vulnerables; añade los recursos disponibles (extintores, farmacias cercanas, puntos de reunión, fuentes de agua); revisa el mapa con tu familia y guárdalo en un lugar accesible.

II

El Agua: recurso esencial

El agua es el bien más crítico en cualquier situación de emergencia. Ninguna reserva, equipo o plan tiene sentido si este recurso básico falta, porque sin agua la autonomía se mide en horas y no en días. El cuerpo humano puede sobrevivir semanas sin alimentos, pero solo unos pocos días sin hidratarse, y aun antes de llegar al límite fisiológico, la falta de agua afecta a la claridad mental, la resistencia física y la capacidad de tomar decisiones. En contextos de crisis, donde la lucidez y la calma son tan valiosas como los recursos materiales, esta pérdida temprana de rendimiento puede ser fatal.

Además de su valor biológico, el agua cumple funciones invisibles pero decisivas: posibilita la higiene básica que previene infecciones, permite preparar alimentos seguros, asegura la correcta ingesta de medicación y, en casos extremos, puede ser también un recurso de intercambio en comunidades afectadas. A lo largo de la historia, los grandes desastres han mostrado un patrón común: la carencia de agua potable dispara el riesgo de epidemias, agrava la vulnerabilidad social y multiplica los efectos de cualquier otra crisis.

Por eso, prepararse implica mucho más que acumular garrafas. Requiere comprender cómo conservar el agua de forma segura, cómo purificarla cuando su origen es incierto y cómo calcular con realismo las necesidades de cada persona según su edad, salud y entorno. No basta con tener reservas; se trata de garantizar que esas reservas sean utilizables, sostenibles en el tiempo y adaptadas a distintos escenarios. El agua no es solo un recurso: es la base silenciosa que sostiene todas las demás estrategias de supervivencia.

2.1 *Almacenamiento seguro y rotación de reservas*

El agua almacenada es la primera línea de defensa ante una crisis, pero no todas las reservas cumplen la misma función. Existen garrafas de supermercado pensadas para un consumo cotidiano con rotación frecuente; hay aguas de larga duración diseñadas para guardarse durante años sin necesidad de cambio; y, en caso de aviso inmediato de corte, se pueden usar depósitos de bañera capaces de almacenar cientos de litros de golpe.

La clave está en **combinar estrategias**: disponer de agua en uso rotativo para el día a día, reforzar con reservas de larga duración y contar con sistemas de almacenamiento rápido en caso de alerta.

Un almacenamiento correcto exige utilizar recipientes homologados para agua potable —plástico alimentario, vidrio o acero inoxidable— y mantenerlos en lugares frescos, oscuros y alejados de productos químicos. La regla FIFO (*First In, First Out*) garantiza que lo más antiguo se consuma primero, evitando caducidades silenciosas. Las recomendaciones internacionales sugieren mantener al menos **3 litros por persona y día durante 3 días**, aunque el horizonte ideal es entre 7 y 14 días.

Ejemplo: una familia de cuatro personas almacena 48 litros en garrafas de 8 litros. Cada semana rota dos garrafas en su consumo habitual, de manera que el agua nunca caduca y siempre cuentan con una reserva lista.

Errores comunes incluyen guardar agua en botellas plásticas finas que se degradan con la luz, almacenarla junto a productos tóxicos, no rotar las reservas o confiar únicamente en agua embotellada sin diversificar fuentes.

Ejercicio recomendado: haz un inventario del agua que ya tienes en casa y calcula cuántos litros necesitas para cubrir a tu familia al menos durante 72 horas. Completa con nuevas garrafas hasta alcanzar ese mínimo y marca la fecha de llenado en cada recipiente para controlar la rotación.

2.2 Métodos de filtración y purificación caseros y portátiles

Almacenar agua es importante, pero no siempre suficiente. En emergencias prolongadas puede ser necesario potabilizar agua de fuentes externas: lluvia, ríos, grifos contaminados o cisternas. Existen métodos sencillos —algunos caseros, otros portátiles— que permiten eliminar patógenos y contaminantes.

El **hervido** sigue siendo el más básico y eficaz contra bacterias y virus, bastando 1–3 minutos de ebullición. Las **pastillas potabilizadoras** son ligeras, fáciles de usar y perfectas para mochilas de 72 horas. Los **filtros portátiles**, como *LifeStraw* o *Sawyer*, permiten beber de forma inmediata en la naturaleza. También existen opciones de **filtración casera** con carbón activado y arena para emergencias domésticas. Finalmente, la

lejía doméstica sin perfumes puede usarse en dosis de 2 gotas por litro (cloro al 4–6%), con un tiempo de espera de 30 minutos.

> **Ejemplo**: durante una tormenta, el agua del grifo urbano se contamina. Una familia hierve el agua almacenada en la bañera y utiliza pastillas potabilizadoras para asegurar las garrafas.

aunque dejan un sabor característico.

- Con **dióxido de cloro**, más eficaces contra parásitos resistentes como *Cryptosporidium*, recomendadas en emergencias prolongadas.
- Con **yodo**, útiles en emergencias, pero desaconsejadas en embarazadas o personas con problemas de tiroides.

Además, el tiempo de actuación varía entre 30 minutos y 2 horas, y la caducidad suele oscilar entre 3 y 5 años.

> **Consejo**: en tu kit de 72 horas incluye al menos 10 pastillas de dióxido de cloro, suficientes para potabilizar 10 litros de agua.

Recipientes adecuados. El material recomendado es plástico alimentario (HDPE o PET) o acero inoxidable. El aluminio sin recubrimiento debe evitarse, ya que reacciona con el cloro. La capacidad ideal es de 1 litro, porque las dosis están pensadas para ese volumen. Además, los cierres herméticos permiten agitar bien el contenido, y las botellas opacas protegen el agua tratada de la luz solar.

> **Consejo**: lleva siempre dos botellas de 1 litro en la mochila: una ya purificada en uso y otra en tratamiento.

Los **errores comunes** en este campo son pensar que "agua clara" es potable, hervir agua contaminada químicamente (el calor solo mata patógenos), usar lejía perfumada o con dosis inadecuadas, y conservar pastillas caducadas.

Ejercicio recomendado: compra un filtro portátil y pruébalo en una excursión con agua de río o fuente natural. Familiarizarte con su uso en calma es la mejor preparación para una emergencia real.

2.3 Cálculo de necesidades por persona y grupo familiar

Uno de los errores más frecuentes en la preparación es **subestimar la cantidad de agua necesaria**. Pensar solo en beber es insuficiente: también se requiere para cocinar, mantener la higiene mínima, limpiar utensilios, preparar medicación o aplicar primeros auxilios.

La regla básica es sencilla: **3 litros por persona y día**, de los cuales 2 se destinan a beber y 1 a higiene mínima. En climas calurosos, con esfuerzo físico intenso o en emergencias prolongadas, conviene añadir entre 0,5 y 1 litro adicional. Los bebés necesitan agua para biberones y limpieza de utensilios; las personas mayores, un aporte extra por su riesgo de deshidratación; y las mascotas requieren entre 0,25 y 0,5 litros al día en animales pequeños y hasta 2 litros en perros grandes.

Ejemplo de cálculo: una familia de cuatro personas (dos adultos y dos niños) más un perro mediano, aislados durante cinco días en verano, necesitaría:

- 4 personas × 4 litros × 5 días = 80 litros
- Perro = 1,5 litros × 5 días = 7,5 litros
- **Total = 87,5 litros de agua potable**

Si hubieran seguido solo la regla mínima (3 litros × 72h), se quedarían cortos en más de 40 litros.

Las necesidades varían según el escenario:

- **Apagón de 24–48 horas**: 2 litros por persona y día pueden ser suficientes si hay previsión de restablecimiento.
- **Inundación o tormenta con agua contaminada**: 3–3,5 litros por persona y día, incluyendo margen para hervir o preparar alimentos.

- **Ola de calor prolongada**: hasta 5 litros diarios por persona, con especial atención a niños y mayores.
- **Confinamiento social (p. ej. pandemia)**: acceso al agua corriente garantizado, pero conviene mantener reservas estratégicas de al menos 7–14 días.
- **Aislamiento rural (nevada, incendio, carreteras cortadas)**: mínimo 3 litros, idealmente 5 litros por persona y día, planificando para una semana o más.

Los **errores comunes** son contar solo agua de bebida y olvidar la cocina o la higiene, no ajustar las necesidades al clima o al estado físico, usar garrafas demasiado grandes que dificultan el transporte, olvidar a bebés, mayores o mascotas, y confiar en que el grifo siempre dará agua potable.

Ejercicio recomendado: diseña una tabla personalizada de necesidades de agua para tu familia en tres escenarios —corte eléctrico de 48h, ola de calor de 5 días e inundación de 72h—. Calcula el agua de cada miembro, añade un margen adicional y ajusta tus reservas para cubrir el escenario más exigente.

III
Alimentos

El alimento es, junto con el agua, un pilar básico de la supervivencia. Aunque el cuerpo humano puede resistir más días sin comer que sin beber, la falta de nutrientes y energía reduce drásticamente la resistencia física y la claridad mental necesarias para tomar decisiones críticas. La debilidad, la fatiga y la irritabilidad surgen con rapidez, y en contextos de incertidumbre estos síntomas pueden precipitar errores graves.

Sin embargo, la comida no cumple solo una función fisiológica. También posee un poder psicológico y social que no debe subestimarse. En medio del caos, poder comer algo caliente, nutritivo y familiar refuerza la moral, proporciona sensación de normalidad y actúa como recordatorio de que aún hay control y organización posibles. Una sopa sencilla, una taza de arroz caliente o incluso un trozo de pan pueden convertirse en anclas emocionales que sostienen a individuos y familias en los momentos más difíciles.

Prepararse en el ámbito alimentario significa diseñar un sistema integral y no limitarse a acumular productos de forma azarosa. Para ello conviene seguir tres estrategias clave: **abastecimiento inteligente** mediante rotación de reservas (sistema FIFO), **conservación sin electricidad** a través de técnicas tradicionales y modernas, y **cocinado alternativo** con hornillos, hornos solares o fuegos controlados.

A estas estrategias se suman hoy recursos tecnológicos pensados específicamente para emergencias: alimentos liofilizados y raciones de larga duración. La **liofilización**, proceso de secado por congelación, reduce el peso y el volumen del alimento, conservando nutrientes, sabor y textura. Basta añadir agua caliente para reconstituir el plato en minutos. Por su parte, las **raciones militares (MRE, *Meals Ready to Eat*)** y las bolsas selladas de supervivencia ofrecen menús completos, con una vida útil de 5 a 10 años e incluso sistemas de autocalentado.

Su principal ventaja es la seguridad logística: ocupan poco espacio, requieren preparación mínima y garantizan nutrición en condiciones extremas. Su desventaja es el precio, por lo que deben verse como un **complemento estratégico**, no como la base exclusiva de la dieta de emergencia.

Ejemplo práctico: una mochila de 72 horas puede incluir tres raciones liofilizadas (una por día), barritas energéticas y sobres de sopa instantánea. Con ello se garantiza alimento seguro, ligero y de larga duración incluso sin acceso a despensas ni supermercados.

3.1 Estrategias de abastecimiento inteligente

Uno de los errores más comunes es comprar alimentos "para emergencias" y olvidarlos en el fondo de un armario hasta que caducan. La verdadera preparación no consiste en acumular sin control, sino en diseñar un **sistema rotativo y eficiente** que garantice siempre alimentos frescos.

La regla **FIFO (*First In, First Out*)** es fundamental: lo primero que entra en la despensa debe ser lo primero que se consume. Organizar la despensa como un "mini-supermercado" doméstico, con los productos más antiguos delante y los más recientes detrás, asegura que nada quede olvidado. Conviene priorizar alimentos de larga duración como arroz, pasta, legumbres secas, leche en polvo, miel, latas de conserva, barritas energéticas o raciones militares. También es esencial pensar en la **facilidad de preparación**: mejor alimentos listos para comer o que requieran poca agua y energía. Y no se debe olvidar la adaptación a alergias o intolerancias, como celiaquía o lactosa.

Los **errores comunes** en este ámbito son comprar alimentos que no forman parte de la dieta habitual, dejar productos olvidados hasta que caducan, acumular solo carbohidratos y olvidar proteínas, grasas y vitaminas, o no etiquetar correctamente con fecha de compra y caducidad.

Ejercicio recomendado: haz un inventario de tu despensa actual, marca con rotulador la fecha de caducidad de cada producto y organízalos siguiendo la regla FIFO. Planifica una reposición mensual para asegurar al menos 72 horas de comida para toda tu familia.

3.2 Conservación sin refrigeración

En muchas emergencias, la electricidad es lo primero que falla. Sin refrigerador ni congelador, gran parte de los alimentos frescos se pierde en pocas horas. Conocer y practicar **métodos de conservación sin frío** es, por tanto, una habilidad clave. Estas técnicas, que combinan tradición y modernidad, amplían la vida útil de los alimentos y permiten sostener la alimentación en escenarios de aislamiento prolongado.

El **enlatado** ofrece carnes, pescados, legumbres y vegetales con una vida útil de años. El **salado y curado**, usados durante siglos, son métodos todavía válidos en contextos rurales. El **deshidratado** elimina el agua de frutas, verduras o carne, reduciendo peso y espacio; puede hacerse con deshidratadores eléctricos o al sol. Los sistemas de **envasado al vacío y liofilización** aportan alimentos ultraligeros y de larga duración, como sopas instantáneas o raciones de montaña. Incluso la **miel y el azúcar** funcionan como conservantes naturales gracias a su capacidad de inhibir microorganismos.

> **Ejemplo:** un kit de emergencia puede incluir arroz, lentejas secas, veinte latas variadas, miel, leche en polvo y sobres de sopa deshidratada. Esta combinación asegura semanas de alimentación variada y equilibrada.

Entre los **errores comunes** destacan confiar únicamente en el congelador, no practicar previamente técnicas como el deshidratado casero, almacenar en lugares húmedos que deterioran los alimentos secos, u olvidar la variedad nutricional acumulando solo pasta y arroz.

Ejercicio recomendado: compra un paquete de fruta deshidratada y una conserva de carne en lata. Prepara una comida completa con ambos productos y evalúa su sabor, facilidad de preparación y aceptación familiar. Repite la experiencia con diferentes alimentos de larga duración para descubrir cuáles se adaptan mejor a tu hogar.

3.3 Cocinar sin electricidad

Disponer de comida no sirve de nada si no puede prepararse. En una emergencia, la cocina eléctrica deja de funcionar y, en entornos urbanos, hacer fuego puede ser peligroso o incluso ilegal. La preparación debe incluir **sistemas alternativos de cocinado**, que permitan calentar agua, cocinar alimentos básicos y mantener la moral alta con una comida caliente.

Un **hornillo de gas portátil** con cartuchos de butano o propano es económico, fácil de usar y transportable. En entornos rurales, las **cocinas de leña o carbón** siguen siendo eficaces. Los **hornillos de alcohol o pastillas combustibles** son ligeros y prácticos para mochilas de 72 horas. Los **hornos solares**, en climas soleados, permiten cocinar sin combustible, reduciendo la dependencia de recursos externos. Para cualquiera de estos métodos, conviene disponer de **utensilios resistentes** como ollas de acero o aluminio ligero que soporten fuego directo.

Ejemplo: durante un apagón de 72 horas, una familia utiliza un hornillo portátil para hervir agua, preparar sopa instantánea y calentar conservas. El resultado es más que nutricional: aporta calor, seguridad y ánimo.

Los **errores comunes** en este ámbito son no tener recambios de combustible suficientes, usar hornillos de gas en interiores sin ventilación (riesgo de intoxicación), no practicar previamente con hornos solares o sistemas alternativos, o confiar ciegamente en vitrocerámica o microondas.

Ejercicio recomendado: dedica un fin de semana a cocinar únicamente con un hornillo portátil o un horno solar. Anota los tiempos, la cantidad de combustible utilizado y los ajustes necesarios. La experiencia práctica previa te dará confianza y reducirá errores en una situación real.

IV
Mochilas y Kits de Emergencia

Antes de hablar de mochilas y kits concretos, conviene comprender una idea clave: la preparación no es un acto único de compra, sino un proceso progresivo. Muchas personas se bloquean creyendo que necesitan invertir cientos de euros en material técnico de élite, mientras que otras se confían con productos baratos de baja calidad que pueden fallar en el peor momento. La verdad, como casi siempre, está en el equilibrio.

Lo primero es cubrir lo básico. Incluso con productos económicos, una linterna sencilla y un botiquín elemental son mejores que no tener nada. Después, con el tiempo, se pueden sustituir esos objetos por materiales más resistentes y de calidad, que además ya conocemos y sabemos usar. El error más común es pensar que la preparación se mide por el precio del equipo. En realidad, se mide por la coherencia: evitar tanto el gasto excesivo en material militar o de expedición que nunca se usará, como la dependencia de imitaciones baratas que pueden romperse justo cuando más se necesitan.

Ejemplo práctico: se puede empezar con una mochila genérica de 30 €, una linterna sencilla y un filtro económico. Una vez completo el kit básico, con calma se va actualizando: cambiar la mochila convencional por una Osprey más resistente, o elegir un formato de más o menos capacidad, la linterna sencilla por una Wuben o Nitecore de calidad y el filtro corriente por un Sawyer Mini.

sea realista y asequible: no necesitas lo mejor desde el primer día, pero sí necesitas tener lo esencial preparado desde el inicio, porque nunca sabes cuándo lo vas a necesitar.

Las emergencias, además, no siempre ocurren en casa. Un apagón puede sorprenderte en el trabajo, una tormenta puede dejarte bloqueado en la carretera o una evacuación obligada puede pillarte en plena noche. Por eso conviene contar con kits adaptados a los distintos lugares donde pasamos más tiempo: casa, coche y trabajo, etc. En casa, un kit completo asegura autonomía durante varios días; en el coche, te protege en movilidad frente a averías o bloqueos; en el trabajo, lo fundamental es tener lo suficiente para regresar a casa con seguridad si colapsan los sistemas de transporte.

No es una recomendación aislada: organismos oficiales como la Comisión Europea o Protección Civil aconsejan tener kits básicos en el hogar (linterna, radio, botiquín, agua, documentación). La Cruz Roja y la FEMA en Estados Unidos recomiendan mochilas de evacuación con autonomía de 72 horas, diferenciando entre kits portátiles y domésticos.

En este capítulo exploraremos los principales tipos de mochilas y kits —la mochila de 24h (Get Home Bag), la mochila de 72h (Bug Out Bag) y los mini-kits EDC (Everyday Carry)—, así como sus contenidos, pesos recomendados y diferencias entre escenarios urbanos y rurales.

4.1. Mochila de 24h (Get Home Bag):

La mochila de 24 horas, conocida como **Get Home Bag (GHB)**, tiene un objetivo muy concreto: permitirte regresar a casa en caso de emergencia. No es un kit pensado para vivir varios días fuera, sino una herramienta ligera y discreta que te da lo imprescindible para afrontar un trayecto de vuelta en condiciones adversas. En la práctica, significa contar con lo necesario para caminar, pedalear o desplazarte de cualquier forma desde tu lugar de trabajo o donde te sorprenda la crisis, hasta la seguridad de tu hogar.

Este tipo de mochila cobra sentido porque las emergencias no avisan. Imagina un apagón eléctrico que deja colapsado el transporte público en minutos, o una tormenta que bloquea carreteras y te obliga a abandonar tu coche. Incluso un ciberataque podría interrumpir las comunicaciones y forzarte a regresar a pie, sin información clara de lo que ocurre. En todos esos escenarios, llevar agua segura, un aporte energético rápido, algo de luz y un botiquín mínimo puede marcar la diferencia entre un regreso ordenado o una experiencia de desorientación y caos.

La filosofía para construir una GHB es la misma que en el resto de kits: progresión. Al principio basta con lo básico: una mochila genérica de quince o veinte litros, una botella de agua embotellada, unas barritas energéticas, una linterna sencilla, una mascarilla, guantes y un pequeño botiquín. No es lo más sofisticado, pero cubre lo esencial. Con el tiempo, cada elemento puede mejorarse: el agua embotellada puede sustituirse por un filtro portátil; la linterna, por un frontal de calidad que deje las manos libres; el botiquín, por una versión más completa con guantes de nitrilo, desinfectante y analgésicos; y la batería del móvil puede asegurarse con un pequeño powerbank o, si se prefiere, con una radio de dinamo que también permita escuchar información oficial. El punto medio siempre está en evitar los extremos: ni un equipo militar de élite que nunca usarás, ni imitaciones baratas que pueden romperse justo cuando más las necesitas.

Aunque puede adaptarse al estilo de vida de cada persona, una GHB suele incluir cinco categorías esenciales:

1. **Agua y potabilización**
   - Una botella de medio litro o una plegable tipo Hydrapak.
   - Una pastilla potabilizadora o un mini filtro portátil para rellenar en fuentes públicas o riachuelos.

     ☞ *Ejemplo*: en un corte eléctrico prolongado, las fuentes de agua urbana pueden dejar de ser seguras; un filtro ligero te da confianza para reabastecerte.

2. **Alimentación ligera**
   - Barritas energéticas, frutos secos, geles de glucosa o sobres compactos de emergencia (ej. Mainstay, Datrex).
   - No se trata de comer como en casa, sino de mantener energía y claridad mental.

     ☞ *Ejemplo*: tras caminar varias horas, una barrita energética puede prevenir mareos o una bajada de azúcar.

3. **Iluminación y energía**
   - Una linterna frontal ligera, para dejar las manos libres, y pilas de repuesto.
   - Una linterna de llavero como respaldo.

     ☞ *Ejemplo*: en un apagón total en una estación de metro, una linterna frontal puede marcar la diferencia entre avanzar con seguridad o quedar   atrapado.

4. **Salud y protección personal**
    o Botiquín mínimo: tiritas, desinfectante, gasas, guantes de nitrilo, analgésico común.
    o Mascarilla FFP2 (en ciudades con riesgo de incendios, polvo o aglomeraciones).

    ☞ *Ejemplo*: en disturbios o evacuaciones, una mascarilla reduce la exposición al humo o gases.

5. **Orientación y comunicación**
    o Un pequeño mapa de la ciudad impreso (en papel impermeable si es posible).
    o Una radio con dinamo o un powerbank de 5.000 mAh para el móvil.

    ☞ *Ejemplo*: si las redes móviles colapsan, una radio puede ser tu única fuente de información oficial.

6. **Otros útiles ligeros**
    o Multiherramienta compacta (Victorinox o Leatherman).
    o Cinta americana enrollada en una tarjeta o bridas de nylon.
    o Poncho de emergencia y manta térmica aluminizada.

    ☞ *Ejemplo*: si una tormenta te sorprende en medio del trayecto, un poncho ultraligero puede evitar la hipotermia.

Los escenarios en los que la GHB se vuelve decisiva no son lejanos ni cinematográficos, sino cotidianos. En un apagón urbano, la linterna te abre paso hasta casa mientras otros esperan a que vuelva la luz. En una tormenta repentina, el poncho y la barrita energética te mantienen en calma mientras los demás corren sin rumbo. En un ciberataque que colapsa cajeros y transporte, tu powerbank mantiene el teléfono operativo y te permite coordinarte con tu familia. Incluso en un atasco por accidente, disponer de agua embotellada y una radio portátil transforma la espera en algo llevadero.

El peso total no debería superar los **tres a seis kilos**, suficiente para ser útil sin convertirse en un lastre. Y un detalle clave: la discreción. La GHB debe parecer una mochila corriente, de trabajo o de uso diario, no un equipo táctico que llame la atención. La preparación inteligente se mide en eficacia y en capacidad de pasar desapercibido, no en estética militar.

La Get Home Bag no es un capricho para "preppers", sino un seguro básico de movilidad urbana. Su propósito es tan simple como contundente: asegurarte que, pase lo que pase, podrás volver a casa con seguridad y autonomía durante un máximo de 24 horas.

4.2. Mochila de 72h (Bug Out Bag):

La **mochila de 72 horas**, conocida como **Bug Out Bag (BOB)**, es probablemente el kit más representativo dentro de la preparación moderna. Su propósito es tan claro como contundente: garantizar tu autonomía durante tres días completos si te ves obligado a abandonar tu casa de manera inmediata.

No se trata de un "extra" para amantes de la aventura, sino de un recurso vital diseñado para escenarios de evacuación forzada, cuando permanecer en el hogar se convierte en un riesgo mayor que salir: un incendio forestal que avanza rápido, una inundación que empieza a cubrir calles, un terremoto que daña las estructuras de los edificios, o incluso disturbios sociales que comprometen la seguridad del vecindario.

La diferencia esencial respecto a la mochila de 24 horas (GHB) es la ambición de la BOB. Mientras la primera busca simplemente llevarte de vuelta a casa con seguridad, la segunda está pensada para **mantenerte vivo y operativo fuera de tu entorno habitual**, sin garantías de refugio ni servicios básicos. Esto significa cubrir, con cierta redundancia, todos los pilares de la supervivencia: **agua, comida, refugio, calor, higiene, primeros auxilios y comunicación.**

La progresión como estrategia

Una BOB no se construye de golpe. El camino lógico es empezar por lo esencial, aunque sea con medios básicos, e ir evolucionando hacia materiales más ligeros, resistentes y eficientes.

- **Primer paso**: lo imprescindible. Una mochila genérica de 40 litros, una linterna económica, un hornillo sencillo y algunas conservas ya constituyen un BOB funcional. No es perfecto, pero es infinitamente mejor que no tener nada preparado.
- **Segundo paso**: mejorar calidad y ligereza. Con el tiempo, se pueden sustituir las latas pesadas por raciones liofilizadas, las linternas básicas por frontales Petzl, la mochila genérica por un modelo de trekking como

Osprey o Deuter, y el hornillo sencillo por un sistema de gas más eficiente. Cada mejora añade fiabilidad y reduce esfuerzo.

- **Tercer paso**: equilibrio inversión/uso. Una BOB no debería convertirse en un escaparate de gadgets caros que nunca se han probado, pero tampoco en un conjunto de imitaciones de baja calidad que fallarán con frío, humedad o uso intensivo. La clave es **confiar en el material porque ya lo has usado antes**, no porque lo viste recomendado en internet.

Contenido crítico de una BOB

Hablar de "qué debe llevar" una BOB no es solo hacer una lista, sino comprender **por qué cada elemento importa**.

- **Agua**: tres litros por persona y día como regla mínima. La mochila debe incluir agua embotellada de inicio, pero también medios para purificar nuevas fuentes: pastillas potabilizadoras, filtro portátil o, en el mejor de los casos, ambos.
- **Comida**: alimentos ligeros, densos en calorías y fáciles de preparar. Raciones liofilizadas, sobres de sopa instantánea, barritas energéticas, frutos secos. La clave es que aporten energía rápida sin exigir grandes cantidades de agua o combustible.
- **Refugio y calor**: una manta térmica aluminizada, un poncho de calidad, una lona ligera o un *tarp*, e incluso una tienda ultracompacta. Sumado a ropa térmica y de repuesto, esto asegura protección contra frío y humedad.

- **Cocinado y fuego**: un hornillo portátil con combustible, mechero fiable (el clásico Bic es insustituible) y, como respaldo, ferrocerio. No se trata de hacer una barbacoa, sino de hervir agua, preparar una sopa o calentar una lata.
- **Higiene y salud**: toallitas húmedas, jabón biodegradable, papel higiénico comprimido. Un botiquín con material básico (gasas, vendas, desinfectante, analgésicos) y medicamentos personales. En emergencias prolongadas, la higiene es tan crucial como la comida para evitar infecciones.
- **Comunicación e información**: radio portátil con dinamo o pilas, powerbank para el móvil, silbato metálico para señalizar en caso de rescate.
- **Documentación y dinero**: copias plastificadas de DNI y seguros médicos, lista de contactos de emergencia, algo de dinero en billetes pequeños.

Escenarios donde la BOB marca la diferencia:

La **Bug Out Bag (BOB)** no es solo una mochila: es una extensión de tu capacidad de reacción. En escenarios críticos donde cada minuto cuenta, marca la diferencia entre improvisar con lo puesto o mantener la calma con lo esencial ya preparado. Su verdadero valor no está en los objetos que guarda, sino en la autonomía y seguridad inmediata que ofrece frente a lo inesperado.

- **Incendio forestal**: Protección Civil ordena evacuar con pocas horas de margen. Quien tiene una BOB preparada puede salir de casa en minutos con todo lo necesario para pasar tres días sin depender de supermercados o refugios improvisados.

- **Inundación repentina**: el nivel del agua sube y corta el acceso a servicios básicos. Una BOB permite refugiarse en un área segura, manteniendo calor, comida y comunicación mientras llega ayuda.
- **Terremoto**: el edificio sufre daños estructurales y no es seguro permanecer dentro. Con tu BOB puedes dormir al raso o en un centro de evacuación con tu propia manta, agua y comida, evitando depender de lo poco que se reparta.
- **Crisis social**: disturbios, cortes de suministros o bloqueos en la ciudad hacen inviable quedarse en casa. La BOB asegura movilidad, autonomía y orden mental frente al caos colectivo.

Peso, discreción y portabilidad

Una BOB completa no debería superar los **12–15 kg** para una persona de complexión media. Lo esencial es que sea **transportable durante horas**: una mochila excesivamente pesada puede convertirse en un lastre que obligue a abandonarla. Por eso se recomienda probarla en condiciones reales, caminar con ella cargada y ajustar contenidos.

La discreción es otra virtud poco mencionada. Una BOB demasiado llamativa o de aspecto militar puede despertar sospechas o incluso convertirse en un objetivo en entornos urbanos tensos. Una mochila de trekking común, sin colores estridentes, suele ser la mejor opción: sólida, cómoda y poco llamativa.

Reconocimiento oficial

La **FEMA** recomienda en sus guías que todas las familias cuenten con un kit de 72 horas, incluyendo agua, comida no perecedera, linterna, radio, botiquín, silbato y manta térmica. La **Cruz Roja Internacional** añade la importancia de llevar medicamentos personales y copias de documentos clave. Todo esto, bien organizado en una mochila de calidad media, constituye un BOB realista y funcional.

La BOB no es un capricho de entusiastas de la supervivencia ni un fetiche de "preppers": es un recurso respaldado por organismos internacionales, pensado para que cualquier persona pueda sobrevivir de forma autónoma en los días más críticos tras una evacuación.

La Bug Out Bag es tu seguro de vida portátil. No se trata solo de lo que llevas dentro, sino de lo que representa: la capacidad de salir de casa en minutos, con la certeza de que, al menos durante tres días, podrás sostenerte con tus propios medios mientras el mundo alrededor se reorganiza.

4.3. Diferencias clave y planificación según escenarios

Existe una creencia común —y peligrosa— de que basta con tener "una mochila de emergencia" para estar preparado. En realidad, no existe un único kit que sirva para todo. Una mochila demasiado ligera puede quedarse corta a las pocas horas, y una demasiado cargada puede convertirse en un obstáculo imposible de mover justo cuando lo esencial es ganar rapidez y movilidad. Prepararse no significa cargar con todo lo imaginable, sino **elegir con inteligencia** el kit adecuado para el escenario más probable en tu vida diaria.

La diferencia entre una **Get Home Bag (GHB)** de 24 horas y una **Bug Out Bag (BOB)** de 72 horas no es un capricho semántico, sino una distinción estratégica. La GHB está pensada para desplazamientos cortos y urgentes: llegar desde el trabajo hasta tu casa durante un apagón, caminar varios kilómetros cuando el transporte público colapsa o aguantar una noche atrapado en la carretera hasta que se despeje el tráfico. La BOB, en cambio, es tu "seguro de vida portátil" para emergencias en las que la casa deja de ser un refugio y se convierte en un riesgo: incendios forestales, terremotos, inundaciones o disturbios que obligan a evacuar durante días.

Lógica de la planificación

Planificar correctamente exige aplicar la misma lógica de progresión que ya hemos visto en capítulos anteriores:

1. **Identificar escenarios reales**. La pregunta clave es: *¿qué es más probable en mi entorno?* Quien vive en una gran ciudad como Madrid se enfrenta más a cortes de transporte, apagones o disturbios puntuales, lo que hace más útil una GHB. Quien vive en una zona rural próxima a bosques o ríos debería dar prioridad a una BOB, pues es más probable que se vea obligado a evacuar varios días por un incendio o una crecida.
2. **Adaptar el kit al tiempo de autonomía necesario.** La GHB está diseñada para darte entre 12 y 24 horas de autosuficiencia: lo suficiente para volver a casa o aguantar un desplazamiento corto. La BOB, en cambio, amplía ese horizonte a 72 horas, cubriendo no

solo hidratación y energía, sino también descanso, refugio, higiene y primeros auxilios.

3. **Equilibrar peso y calidad**. Una GHB debería situarse en torno a los **3–6 kg**, un peso asumible incluso para recorrer varios kilómetros a pie sin entrenamiento específico. Una BOB, aunque más completa, no debería superar los **12–15 kg** para una persona media en buena condición física. Una mochila que supere ese límite deja de ser un recurso y se convierte en un lastre: el cansancio físico mina la capacidad mental y multiplica el riesgo de tomar malas decisiones.

Ejemplos de aplicación

- **Contexto urbano**: Ana vive en el centro de Madrid y trabaja en una oficina a 12 km de su casa. Un apagón general paraliza el metro y bloquea los semáforos. Para ella, una GHB es la herramienta clave: botella plegable con pastilla potabilizadora, barritas energéticas, linterna frontal y un mapa de la ciudad. En unas horas puede recorrer a pie la distancia hasta su hogar, con seguridad y sin depender de nadie.
- **Contexto rural**: Marcos vive en una aldea cercana a un pinar en Castilla y León. Cada verano aumenta el riesgo de incendios forestales, y Protección Civil organiza simulacros de evacuación. En su caso, lo prioritario es la BOB: 10 litros de agua almacenados en botellas ligeras, raciones liofilizadas, ropa de repuesto, saco de dormir compacto, hornillo de gas y radio portátil. Si un fuego obliga a evacuar durante tres días, esa mochila le asegura autonomía sin depender de la ayuda inmediata, que puede tardar en llegar.

- **Escenarios mixtos**: Laura, que vive en un municipio pequeño y trabaja en la ciudad, ha optado por tener ambos kits. La GHB en su coche para emergencias urbanas de vuelta a casa; la BOB guardada en el armario para situaciones que requieran evacuación prolongada con toda la familia.

El factor psicológico

La planificación no es solo logística, también es mental. Una mochila mal diseñada puede convertirse en una fuente de frustración. Si es demasiado pesada, cada paso se convierte en un recordatorio de que elegiste mal. Si es demasiado ligera, la carencia de recursos genera ansiedad. La diferencia entre la GHB y la BOB no está en el tamaño de la mochila, sino en la **tranquilidad que aportan**: la primera te da seguridad para volver a casa sin miedo; la segunda, confianza para sobrevivir fuera de ella mientras el entorno se recompone.

la diferencia entre una mochila de 24 horas y una de 72 no es un lujo de aficionados a la supervivencia, sino una adaptación estratégica a tu entorno y a tu vida diaria. Planificar con cabeza —saber qué riesgos son probables, cuánto tiempo debes ser autónomo y qué peso puedes cargar— es lo que convierte una mochila en una herramienta eficaz y no en una carga inútil.

4.4. Mini-kits EDC (Every Day Carry) y su integración

El **EDC** (*Everyday Carry*) es el conjunto de objetos que llevas siempre contigo, en bolsillos, bolso o mochila pequeña. A diferencia de una mochila de 24h o 72h, el EDC no busca sostenerte durante días, sino **resolver emergencias inmediatas e imprevistas** en tu vida diaria: un apagón en el metro, un accidente doméstico, quedarte incomunicado, perder documentación o tener que orientarse sin cobertura.

La gran ventaja del EDC es su **portabilidad**: nunca se queda en casa, porque forma parte de tu rutina diaria. No necesitas llevarlo todo encima; lo importante es que esté **integrado en tu estilo de vida**. Aquí es donde cobra sentido la personalización: un estudiante, un conductor profesional o un montañero tendrán EDC distintos, adaptados a sus riesgos cotidianos.

Los organismos oficiales como **Protección Civil, Cruz Roja** o la **FEMA** recomiendan contar siempre con al menos un kit básico de emergencia personal: linterna, radio, agua y botiquín. El EDC traduce estas recomendaciones a escala de bolsillo.

El **Everyday Carry (EDC)** no es un único modelo de kit, sino un concepto que se adapta al estilo de vida y al entorno de cada persona. La diferencia esencial está en los riesgos que afrontamos a diario: no es lo mismo vivir en una ciudad con transporte público y grandes edificios que moverse a menudo por entornos rurales o de montaña. Por eso hablamos de dos enfoques principales: el **EDC urbano** y el **EDC rural**.

En la ciudad, las emergencias suelen estar ligadas a la infraestructura: un apagón que paraliza el metro, un colapso en el transporte público, un accidente menor en la oficina, una evacuación rápida de un centro comercial o la simple imposibilidad de comunicarte porque el sistema se satura. Aquí, lo importante es la **autonomía mínima durante unas horas**, lo suficiente para regresar a casa o alcanzar un lugar seguro. Para ese propósito, un pequeño pouch, una riñonera discreta o un compartimento dentro de la mochila de trabajo es suficiente, siempre que el peso total no supere el kilo. Lo esencial es pasar desapercibido y tener a mano lo que marque la diferencia: una linterna de llavero, un powerbank compacto, una botella plegable con una pastilla potabilizadora, una multiherramienta pequeña y un mini botiquín con lo más básico. Un billete de veinte euros en efectivo puede ser más útil que la mejor aplicación de pago en el móvil cuando los sistemas electrónicos dejan de funcionar.

En entornos rurales o de campo, los riesgos cambian radicalmente: la desorientación, la falta de cobertura, una caída en el monte, la necesidad de encender fuego o potabilizar agua en una fuente natural. Aquí el objetivo no es simplemente llegar a casa, sino **ganar seguridad en un entorno donde la ayuda puede tardar en llegar.** Por eso el EDC rural es algo más voluminoso —en torno a 1–1,5 kilos— y suele ocupar un bolsillo lateral de la mochila o un pouch mayor. Incluye, además de lo básico, una botella de un litro con un filtro portátil como el Sawyer Mini, un cuchillo plegable más robusto que una simple navaja de llavero, una linterna frontal ligera que deje las manos libres y un silbato metálico para señalización. El botiquín también cambia: en lugar de tiritas y analgésicos, se añaden vendas cohesivas y gasas estériles, porque una herida en el campo puede requerir más que una simple tirita.

Aunque los componentes varíen, ambos comparten un principio: **llevar lo justo para resolver imprevistos inmediatos, sin convertirlo en una carga innecesaria**. Una manta térmica aluminizada que pesa menos de 60 gramos, un poncho de emergencia ultraligero o un mechero Bic mini caben en cualquier bolsillo y pueden marcar la diferencia entre pasar un mal rato o sufrir una emergencia real. La filosofía de construcción del EDC es progresiva: primero lo mínimo (linterna, barrita energética, mechero), luego lo funcional (agua plegable, powerbank, mini botiquín) y finalmente la optimización de calidad y peso.

- **Ejemplo urbano**: un trabajador en Madrid lleva en su mochila de oficina una linterna de llavero Olight, un powerbank Anker de 5.000 mAh, una botella plegable Hydrapak con una pastilla potabilizadora, una Victorinox Classic SD, una mascarilla FFP2, un mini botiquín y 20 € en efectivo. Todo pesa menos de 800 gramos y pasa inadvertido entre sus objetos de uso diario.

- **Ejemplo rural**: un senderista en Soria incluye en su pouch una botella Nalgene de un litro, un filtro Sawyer Mini, un cuchillo Mora Eldris, una linterna frontal Petzl Tikka, un mechero Bic acompañado de un ferrocerio, un mini botiquín con vendas y gasas, una brújula y un silbato metálico. Todo el conjunto pesa 1,3 kilos y cabe en una bolsa de 20 × 15 cm, aportándole seguridad en caso de quedar aislado.

El EDC no sustituye a una mochila de 24h ni de 72h, pero sí es el primer seguro personal: un kit mínimo, siempre contigo, adaptado a tu entorno. Lo que llevas en tus bolsillos puede parecer poco… hasta que un día se convierte en lo único que tienes para responder a una emergencia real.

V
Defensa y Seguridad del Hogar

El hogar es nuestro refugio natural. Sin embargo, en una emergencia puede transformarse en un espacio vulnerable. Incendios, robos, cortes eléctricos, disturbios sociales o catástrofes naturales ponen a prueba no solo la solidez física de la vivienda, sino también la capacidad de la familia para organizarse y protegerse en su interior.

Las autoridades de protección civil, tanto europeas como españolas, recomiendan que cada familia disponga de un **plan de autoprotección doméstica**. Este plan no tiene que ver con militarizar la vida cotidiana, sino con algo mucho más sencillo y eficaz: dotar a la vivienda de capas de seguridad que reduzcan la exposición al peligro, que disuadan amenazas y, sobre todo, que aporten tranquilidad en un contexto de crisis.

Es importante entender que la seguridad no es únicamente física —puertas, cerraduras, alarmas—, sino también **organizativa y emocional**. Saber cómo se comunicará la familia en caso de fallo de redes, qué hacer durante una evacuación nocturna, o cómo mantener funciones básicas como luz, agua y comunicación cuando los servicios externos se interrumpen, es tan importante como tener una cerradura reforzada. La verdadera fortaleza del hogar radica en la combinación de medidas físicas, protocolos claros y una familia entrenada que actúa con calma y coordinación.

5.1. Evaluación de puntos débiles de la vivienda

La seguridad comienza con un ejercicio sencillo pero incómodo: una mirada honesta a las vulnerabilidades de la propia vivienda. Muchas personas confían en que "aquí nunca pasa nada", y esa falsa sensación de seguridad conduce a la inacción. Sin embargo, cuando se examinan con calma los accesos, instalaciones y hábitos familiares, casi siempre aparecen debilidades claras: puertas fáciles de forzar, ventanas sin cierres, escaleras oscuras que dificultan una evacuación nocturna o la ausencia de detectores de humo en estancias clave.

Lo importante de este análisis no es generar miedo, sino **tomar conciencia de que la mayoría de riesgos domésticos pueden prevenirse con medidas simples y asequibles.** Identificar los puntos débiles no significa convertir la casa en una fortaleza inexpugnable, sino introducir mejoras graduales que, capa a capa, refuercen la seguridad cotidiana y la capacidad de reacción en crisis.

Algunas soluciones son tan económicas como efectivas: una cerradura anti-bumping, un cerrojo adicional en la puerta principal, rejas discretas en ventanas bajas, o láminas anti-impacto que reducen el riesgo de rotura. Otras, como instalar sensores de movimiento en accesos poco iluminados, tienen un doble beneficio: disuaden posibles intrusos y facilitan la movilidad segura de los propios residentes durante la noche.

La protección contra incendios es otro ámbito crucial. Un detector de humo de bajo coste en la cocina o el pasillo puede salvar más vidas que cualquier sofisticado sistema de alarma, siempre que se revise periódicamente. Los extintores de polvo ABC, ubicados en puntos estratégicos como la cocina o junto al cuadro eléctrico, multiplican las opciones de frenar un fuego incipiente. Conviene recordar que la mayoría de incendios domésticos comienzan en lugares previsibles —cocina, salón, instalaciones eléctricas sobrecargadas—, y que el factor decisivo suele ser la reacción rápida, no la suerte.

La revisión debe incluir también los **suministros vitales**. En una emergencia, saber en segundos dónde cortar el gas, bajar los automáticos de la electricidad o cerrar la llave general de agua puede evitar una catástrofe mayor. Muchas familias nunca han probado a localizar estas llaves, y descubrirlo por primera vez en mitad de un incendio, una fuga o un corte eléctrico masivo puede ser demasiado tarde. Una simple etiqueta, un croquis en la pared del trastero o un repaso conjunto en familia puede marcar la diferencia.

Ejemplo real: la Guía de Autoprotección Familiar de Protección Civil de Catalunya recomienda revisar mensualmente los detectores de humo y practicar simulacros de evacuación doméstica con toda la familia. Este hábito, que apenas ocupa unos minutos, se traduce en una reducción enorme de riesgo, sobre todo para niños y mayores, que son quienes más sufren en evacuaciones improvisadas.

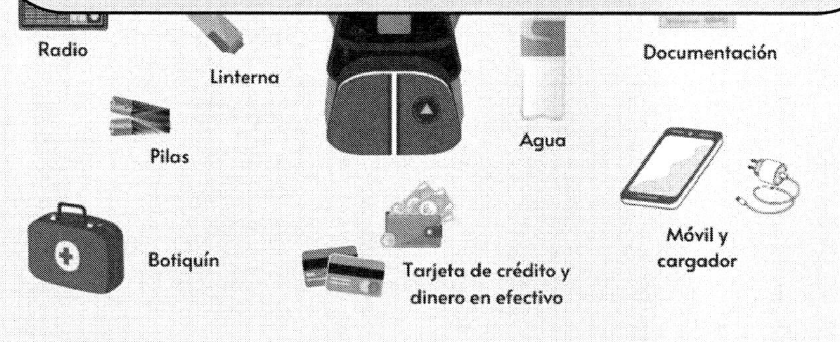

Generalitat de Catalunya, Departament d'Interior (s. f.).

Los errores más frecuentes suelen ser confiar exclusivamente en la puerta principal olvidando accesos secundarios como garajes o terrazas, no revisar periódicamente las instalaciones de gas o electricidad, almacenar productos inflamables en espacios inadecuados, o no conocer la ubicación de las válvulas de corte. Otra debilidad frecuente es la falta de **iluminación de emergencia**: en un apagón nocturno, recorrer pasillos oscuros con prisas puede ser tan peligroso como el riesgo externo que lo provocó.

Ejercicio recomendado: dedica una tarde a recorrer tu casa con papel y bolígrafo. Haz un listado de entradas, ventanas y puntos críticos de suministro. Anota qué cuenta ya con medidas de protección y qué no. Después, define al menos tres mejoras inmediatas, aunque sean pequeñas: instalar un cerrojo adicional, colocar un extintor accesible en la cocina, añadir una linterna fija en el pasillo. Convierte esta inspección en una actividad familiar: los niños aprenden jugando, los mayores se sienten más seguros, y todos refuerzan la idea de que el hogar es un espacio cuidado y preparado.

5.2. Estrategias de autoprotección y disuasión

No todas las emergencias requieren enfrentamiento directo. De hecho, la mayoría de problemas se evitan antes de que ocurran gracias a **estrategias preventivas de disuasión y autoprotección**. Una vivienda bien iluminada, que muestra signos claros de ocupación y cuyos habitantes están coordinados con sus vecinos, es mucho menos atractiva para ladrones, intrusos o incluso para quienes buscan un blanco fácil en momentos de disturbios sociales. La prevención, en este contexto, significa reducir al máximo la probabilidad de que el peligro se materialice.

La **disuasión pasiva** funciona como un lenguaje silencioso: iluminar accesos con sensores de movimiento, mostrar alarmas visibles aunque sean básicas, instalar cámaras o incluso falsos simuladores de presencia que encienden luces interiores a distintas horas. Son señales que transmiten un mensaje inequívoco: "esta casa no está indefensa". Del mismo modo que un coche con tranca visible suele ser menos atractivo para un ladrón, una vivienda que comunica vigilancia constante reduce el riesgo de ser elegida como objetivo.

La **autoprotección activa** añade barreras físicas que aumentan el tiempo y la dificultad de un posible acceso: persianas resistentes, cerraduras secundarias, puertas blindadas o refuerzos en accesos secundarios como garajes y terrazas. Estas medidas no hacen invulnerable a una casa, pero multiplican el tiempo que necesitaría un intruso para entrar, y ese tiempo extra suele ser decisivo para que desista.

En contextos de disturbios o crisis colectivas, la lógica cambia: lo más seguro no es parecer fuerte, sino **pasar desapercibido**. Bajar persianas, reducir la intensidad de la iluminación interior, evitar ruidos que llamen la atención o reforzar ventanas con mobiliario desde dentro son medidas simples que reducen la exposición al caos exterior. Aquí, la autoprotección se basa en la invisibilidad: no destacar, no llamar la atención, no convertirse en un blanco innecesario.

Otro elemento clave es el **plan de refugio interno**. Designar una habitación segura, con cerradura interior, linterna, agua, botiquín y un móvil cargado, asegura un espacio de reagrupamiento donde la familia puede protegerse hasta que pase la amenaza inmediata. Este refugio no tiene que ser un búnker, basta con que sea un espacio cerrado y previsible, donde cada miembro de la familia sepa que debe dirigirse de manera automática si suena la alarma. En momentos de tensión, esta claridad evita el pánico y el caos.

La autoprotección no se limita a lo físico. El **apoyo comunitario** es, a menudo, la primera capa real de seguridad. Una red de vecinos coordinados, con grupos de mensajería o simples pactos de aviso mutuo, multiplica las posibilidades de detectar problemas a tiempo y de reaccionar en conjunto. Un barrio donde las luces se encienden solas y nadie se comunica es más vulnerable que una comunidad que se avisa entre sí. La seguridad, en este sentido, se comparte.

Ejemplo real: la Agencia Federal Alemana de Protección Civil (BBK) recomienda mantener en casa medios básicos de autoprotección —radio, linternas, botiquín, reservas de agua—, pero subraya además la importancia de la **coordinación vecinal** en emergencias colectivas, porque una comunidad organizada siempre es más resiliente que una suma de individuos aislados.

Los errores más frecuentes en este ámbito son confiar ciegamente en una alarma como si fuese un escudo absoluto, no entrenar protocolos de refugio familiar (lo que genera improvisación y caos en un momento crítico), descuidar la relación con los vecinos —cuando son en realidad el primer anillo de seguridad—, o mostrar de forma ostentosa equipos de emergencia, que pueden despertar curiosidad o incluso atraer la atención indeseada en contextos de escasez.

Ejercicio recomendado: elige una habitación de tu casa y defínela como refugio seguro. Refuérzala con una cerradura interior y coloca dentro una linterna, un móvil cargado, algo de agua y un botiquín pequeño. Después, realiza un simulacro familiar: simula una alarma y mide el tiempo que tardan todos en refugiarse allí. Ajusta detalles y repite el ejercicio cada cierto tiempo. Esa práctica, que puede parecer un simple juego, genera memoria colectiva y seguridad emocional.

5.3. Armas legales y normativa específica

Hablar de seguridad doméstica suele despertar un debate recurrente: ¿es necesario contar con armas para defender el hogar en una emergencia? En España y en la mayor parte de Europa, la respuesta está regulada por un marco legal muy estricto. A diferencia de otros países donde el acceso a armas de fuego es amplio, aquí las opciones son limitadas y siempre supeditadas a la legislación vigente. Conocer estas normas es esencial para evitar que una medida pensada para aumentar la seguridad termine derivando en problemas legales.

La **autodefensa en el hogar** está contemplada en el Código Penal español bajo la figura de la **legítima defensa** (artículo 20.4). Sin embargo, esta exige proporcionalidad, inmediatez y necesidad: la respuesta debe ser adecuada al ataque sufrido y nunca puede interpretarse como un uso excesivo de la fuerza. Dicho de otro modo: la ley ampara al ciudadano que se protege, no al que busca confrontación.

En materia de armas, el **Reglamento de Armas (Real Decreto 137/1993)** establece qué objetos están permitidos, cuáles requieren licencia y cuáles están prohibidos. Para un contexto de autoprotección doméstica, las opciones legales y accesibles son las siguientes:

Armas blancas y herramientas.

- En el hogar se pueden tener cuchillos, machetes o herramientas de corte, siempre que estén destinadas a uso doméstico, deportivo o laboral. No obstante, su uso con fines defensivos puede generar controversia legal si se considera desproporcionado.
- Existen bastones extensibles o defensas homologadas para cuerpos de seguridad, pero su posesión por particulares está restringida.

Armas de aire comprimido, Airsoft y deportivas.

- Carabinas y pistolas de aire comprimido (<24 julios) son de uso permitido, pero se consideran armas de la 4ª categoría y deben inscribirse en el ayuntamiento. Su poder real es limitado, por lo que más que defensa sirven para entrenamiento o disuasión.

Sprays de defensa personal.

- Los **aerosoles de defensa homologados por el Ministerio del Interior** (categoría 5ª.2) son una de las pocas armas de autodefensa realmente legales en España. Solo se permite el gas pimienta (oleorresina capsicum) en envases de hasta 100 ml y fabricados por empresas autorizadas. Su venta es libre a mayores de edad, aunque está prohibido portarlos en lugares públicos sensibles.

- Su ventaja es la **eficacia disuasoria inmediata** y su carácter no letal, con un marco legal claro.

Armas de fuego.

El acceso a armas de fuego con fines de defensa personal en España es **extraordinariamente restringido**. A diferencia de otros países, donde la posesión de un arma en el hogar es común, el marco legal español prioriza la seguridad colectiva frente a la proliferación de armas.

La mayoría de licencias disponibles para particulares están **orientadas a la caza y al tiro deportivo**, no a la autodefensa:

- **Licencia D**: para armas largas de caza mayor (rifles).
- **Licencia E**: para escopetas de caza menor, armas de aire comprimido de gran potencia y ballestas.
- **Licencia F**: exclusiva para armas de uso en galerías de tiro deportivo.

La única licencia que contempla la defensa personal es la **Licencia B**, que permite la tenencia de armas cortas (pistolas y revólveres). Sin embargo, su concesión es **excepcional** y está reservada a casos muy concretos: jueces, fiscales, altos cargos o particulares que puedan acreditar un riesgo objetivo y continuado para su vida. Incluso en esos casos, la autorización depende de una evaluación exhaustiva por parte de la Guardia Civil y está sujeta a renovaciones periódicas, exámenes psicotécnicos y un estricto control administrativo.

Esto significa que, para el ciudadano medio, la **defensa del hogar con armas de fuego no es una opción ni realista ni legal**. Confiar en ella como pilar de la autoprotección es caer en un error conceptual y práctico: en España la seguridad del hogar se basa en la prevención, la disuasión y la coordinación con cuerpos de seguridad, no en la posesión de armas.

En este sentido, es importante recalcar que **el mal uso o la tenencia ilegal de armas de fuego** no solo acarrea sanciones severas y responsabilidades penales, sino que puede agravar la situación en una emergencia doméstica. En la práctica, las armas de fuego están fuera del alcance de la población general como herramienta de autoprotección, y centrarse en ellas desvía la atención de medidas mucho más útiles, legales y efectivas.

Ejemplo real: en Alemania y Suiza, países con marcos legales diferentes, el spray de defensa personal y las armas de aire comprimido tienen un uso extendido en contextos de autoprotección civil. En España, en cambio, la normativa limita las opciones a herramientas no letales y a la coordinación con cuerpos de seguridad.

Los **errores más comunes** en este ámbito son comprar sprays no homologados (lo que conlleva sanciones), portar armas blancas con fines defensivos (delito de tenencia ilícita), confiar en armas de aire comprimido como si fueran eficaces para defensa real, o suponer que "todo vale" en caso de intrusión. La ley es clara: la proporcionalidad y la legalidad son tan importantes como la seguridad física.

Ejercicio recomendado. Comprueba qué elementos de autoprotección tienes en tu hogar y si cumplen con la normativa española. Si decides adquirir un spray de defensa, verifica que esté homologado por el Ministerio del Interior y guárdalo en un lugar accesible pero seguro. Compleméntalo siempre con medidas de autoprotección pasiva: iluminación, cerraduras y protocolos familiares.

La defensa del hogar no se basa en armas, sino en capas de seguridad que van desde la disuasión hasta la autoprotección activa. Conocer las herramientas legales disponibles y sus limitaciones evita errores costosos y permite integrar la autoprotección en un marco realista, proporcional y eficaz.

5.4. Comunicación y protocolos familiares en crisis

En una emergencia, el caos no siempre llega desde fuera: muchas veces se instala dentro del propio hogar. El miedo, la confusión y la ausencia de un plan previo pueden hacer que la familia, en lugar de apoyarse, se descoordine. Todos intentan hacer lo mismo a la vez —o nadie hace nada por bloqueo—, lo que multiplica el riesgo. Por eso, tan importante como reforzar puertas o instalar detectores de humo es **diseñar protocolos claros de comunicación y actuación familiar.**

Un protocolo no elimina la emergencia, pero sí transforma la reacción colectiva: reduce la confusión, reparte responsabilidades, organiza la secuencia de decisiones y, quizá lo más importante, aporta **seguridad emocional**. Saber qué hacer, a dónde ir y quién se encarga de cada cosa permite que incluso en el peor de los escenarios haya una sensación de control compartido.

El punto de partida es un **plan familiar escrito**, sencillo pero concreto. Debe incluir un punto de reunión interno —el lugar al que todos se dirigen si hay humo o alarma en la noche— y otro externo, por si hay que evacuar la vivienda y reagruparse en la calle. También es fundamental designar un **contacto externo**, alguien que viva en otra ciudad o localidad, para centralizar la comunicación si las redes locales se colapsan. Esta figura, recomendada en guías de autoprotección de la Cruz Roja y de la FEMA, funciona como "centro de mando" para confirmar que todos los miembros están a salvo incluso si entre ellos no logran comunicarse.

La claridad de roles evita el caos. En una crisis, cada segundo cuenta: no es lo mismo que todos corran a por mochilas que que uno corte el gas, otro apague la electricidad y otro se asegure de que los niños salen. Estos roles deben repartirse y practicarse, adaptándolos a la edad y capacidades de cada miembro. Un adolescente puede encargarse de la linterna y la radio, un adulto de cortar suministros, y los niños más pequeños pueden tener la sencilla misión de reunirse en un punto predefinido.

Los canales de comunicación son otra pieza crítica. En un mundo hiperconectado damos por hecho que siempre habrá móviles, pero en emergencias reales las redes se saturan. Por eso es recomendable tener redundancias: baterías cargadas, powerbanks, radios PMR para comunicación a corta distancia, y grupos de mensajería comunitaria que permitan coordinarse con vecinos. En muchos desastres recientes —desde el huracán Katrina hasta el terremoto de Lorca—, los fallos en la comunicación fueron tan graves como los daños físicos.

Un protocolo familiar no estaría completo sin la **dimensión emocional**. Hablar del plan con los niños de forma adaptada a su edad, explicarles qué hacer y convertir los simulacros en juegos, reduce su miedo y evita el pánico en la situación real. Los mayores también necesitan claridad: saber qué esperan de ellos reduce la ansiedad y los hace sentir parte activa de la protección común. En emergencias largas, mantener rutinas, asegurar espacios familiares y fomentar conversaciones abiertas es tan necesario como tener agua o linternas.

Ejemplo real: FEMA recomienda que cada familia en EE. UU. disponga de un *Family Emergency Communication Plan*, que incluya números de contacto impresos, protocolos de evacuación y puntos de reunión claros. De hecho, en muchos colegios norteamericanos los niños llevan una tarjeta plastificada con teléfonos de emergencia y direcciones de puntos de encuentro.

Los errores más frecuentes son confiar en que "ya sabremos qué hacer llegado el momento", no repartir tareas (todos corren o nadie actúa), no actualizar el plan tras una mudanza o un cambio de colegio, o depender exclusivamente del móvil como si fuese infalible. La experiencia demuestra que esos fallos son responsables de pérdidas de tiempo críticas y de decisiones que agravan la emergencia.

Ejercicio recomendado: diseña y reparte una tarjeta de contacto de emergencia para cada miembro de tu familia. Incluye teléfonos clave, dirección del punto de reunión y contacto externo. Guarda una copia en la cartera de cada uno y otra en el kit doméstico. A continuación, organiza un simulacro: activa una "alarma" ficticia y mide cuánto tiempo tardáis en reagruparos en el punto de reunión con las mochilas y tareas cumplidas.

La seguridad del hogar no depende únicamente de blindar paredes, sino de **preparar capas de protección física, organizativa y emocional**. Un plan escrito y ensayado convierte a una familia en un equipo coordinado. Y esa coordinación, en medio del caos, puede ser la diferencia entre sentirse indefensos o atravesar la crisis con resiliencia y control.

VI
Salud y Cuidados en Situaciones Críticas

En cualquier emergencia, la **salud** es uno de los aspectos más frágiles y, al mismo tiempo, más determinantes para la supervivencia. Una simple alteración en el entorno —un corte de agua, un apagón eléctrico, un accidente doméstico— puede convertirse en una cadena de complicaciones si no se cuenta con los recursos adecuados. Lo que normalmente resolvemos con una visita a la farmacia o al centro de salud puede transformarse en un problema grave cuando esos servicios dejan de estar disponibles o tardan horas, incluso días, en responder.

Un corte de agua no es solo incomodidad: significa pérdida de higiene, riesgo de diarreas, intoxicaciones o infecciones. Un apagón no es únicamente quedarse a oscuras: puede implicar la imposibilidad de conservar ciertos medicamentos en frío o de usar dispositivos médicos eléctricos. Incluso un pequeño accidente doméstico —una caída, un corte, una fiebre repentina— puede convertirse en una **urgencia crítica** si no hay acceso rápido a asistencia médica.

Por ello, los organismos de Protección Civil de la Unión Europea, la Cruz Roja y la Organización Mundial de la Salud coinciden en que todo plan familiar debe incluir al menos tres pilares básicos en materia de salud:

1. **Primeros auxilios inmediatos**, para atender heridas, cortes, traumatismos o fiebre hasta recibir ayuda profesional.
2. **Higiene preventiva**, como barrera esencial para evitar infecciones, intoxicaciones o contagios.
3. **Cuidados específicos de personas vulnerables**, es decir, niños, mayores y dependientes, cuyas necesidades no se cubren con un botiquín estándar.

No se trata de improvisar hospitales caseros ni de acumular medicamentos de forma indiscriminada, sino de **contar con recursos mínimos, bien organizados y adaptados**, que permitan estabilizar, prevenir complicaciones y ganar tiempo hasta que llegue ayuda profesional.

En este capítulo abordaremos cómo diseñar un **botiquín de emergencia** adecuado, cómo mantener la **higiene personal sin agua corriente**, cómo gestionar la **higiene femenina en emergencias** y cuáles son los **cuidados esenciales para**

niños, bebés, mayores y dependientes. Cada apartado mostrará no solo el qué, sino el porqué: porque entender las razones de cada medida refuerza la capacidad de aplicarla con calma y sentido cuando realmente haga falta.

6.1. Botiquín de emergencia: básico y avanzado

El botiquín es, probablemente, el kit de salud más universal: todas las familias deberían tener uno, incluso aunque no se consideren "preparadas" para emergencias. Sin embargo, la diferencia entre un botiquín corriente y un botiquín pensado para crisis es enorme. Un pequeño estuche con tiritas y aspirinas puede servir en un viaje o para el día a día, pero en un corte prolongado de servicios o en un desastre natural, se necesita un sistema más completo y escalonado, capaz de cubrir lo **básico e inmediato** y, al mismo tiempo, lo **avanzado y prolongado.**

Lo fundamental no es acumular material médico como si quisiéramos montar un hospital en casa, sino contar con los recursos mínimos para tres funciones clave: **estabilizar una urgencia menor, prevenir complicaciones y ganar tiempo hasta recibir ayuda profesional**. Esta es la verdadera misión de un botiquín de emergencia.

El **nivel básico** incluye lo imprescindible para el día a día: gasas estériles, vendas elásticas, esparadrapo, guantes de nitrilo, desinfectantes seguros (clorhexidina o povidona yodada), tijeras pequeñas, mascarillas y medicamentos de uso común como paracetamol o ibuprofeno. Estos elementos cubren heridas leves, cortes, pequeñas hemorragias, fiebre o dolor. Además, un termómetro digital permite distinguir entre una febrícula y una fiebre alta, una información vital cuando no se puede consultar de inmediato a un profesional sanitario.

El **nivel avanzado** incorpora material que permite dar un paso más allá: suero fisiológico para limpiar heridas o hidratar mucosas, una manta térmica para prevenir hipotermia, férulas hinchables para inmovilizar extremidades, pinzas para extraer cuerpos extraños, crema antibiótica, antihistamínicos frente a reacciones alérgicas y, lo más importante, la **medicación personal de cada miembro de la familia**. En este punto, la previsión es esencial: disponer de una reserva mínima para siete días —idealmente para dos semanas— de tratamientos crónicos como insulina, antihipertensivos o broncodilatadores, guardada de forma segura y revisada periódicamente. En hogares con diabéticos, un glucómetro portátil es tan imprescindible como una linterna en el kit eléctrico.

Como complemento, se recomienda incluir una **guía básica de primeros auxilios**, como las editadas por la Cruz Roja o Protección Civil. Tener el material es importante, pero saber usarlo marca la diferencia. Un manual breve, con ilustraciones claras, puede salvar la vida en una crisis en la que los nervios bloquean la memoria.

Ejemplo real: la Cruz Roja Española recomienda que cada hogar disponga de un botiquín con material estéril, guantes, tijeras, medicamentos de uso habitual y los números de emergencia visibles. No se trata de "equiparse como un hospital", sino de preparar lo suficiente para atender las situaciones más comunes mientras llega la ayuda.

El botiquín no está exento de errores habituales: usarlo y no reponerlo, guardar medicamentos sin revisar caducidades, confiar en conocimientos de primeros auxilios que nunca se han practicado, o colocarlo en un lugar poco accesible cuando la urgencia exige rapidez. Un botiquín guardado en un altillo polvoriento es casi tan inútil como no tenerlo.

Además, la **psicología de la preparación** juega aquí un papel importante. Saber que la familia dispone de un botiquín completo y que todos saben dónde está y cómo usarlo aporta una calma enorme en momentos de tensión. El botiquín no solo cura heridas: **reduce el miedo** porque transmite la sensación de que hay un plan, de que se ha pensado en la salud antes de que llegue la crisis.

Ejercicio recomendado: haz un inventario detallado de tu botiquín actual. Divide los elementos en dos columnas: "básico" y "avanzado". Identifica lo que falta y complétalo poco a poco. Organiza todo en una caja rígida, con separadores internos o bolsas etiquetadas para encontrar lo necesario de un vistazo. Asegúrate de que todos en casa saben dónde está y cómo acceder a él en segundos.

Aunque un **botiquín de emergencia familiar** cubre la mayoría de situaciones médicas que pueden darse en el hogar —heridas leves, fiebre, dolor, medicación crónica—, existen escenarios en los que estos recursos se quedan cortos: hemorragias masivas, accidentes de tráfico, heridas penetrantes o fracturas graves. En esos casos entra en juego un recurso diferente, diseñado para **emergencias traumáticas críticas**: el **IFAK (Individual First Aid Kit)**.

El IFAK no sustituye al botiquín, sino que lo complementa. Mientras que el primero está orientado a la prevención, la higiene y la asistencia cotidiana, el segundo se centra en **salvar vidas en los primeros minutos tras un trauma grave**, siguiendo protocolos internacionales como el TCCC. Entender esta diferencia es clave: no se trata de duplicar materiales, sino de disponer de dos niveles de respuesta que cubran desde lo cotidiano hasta lo excepcional.

IFAK de Trauma: básico y avanzado

El **IFAK (Individual First Aid Kit)** es un botiquín diseñado para responder a emergencias traumáticas graves, especialmente aquellas que ponen en riesgo inmediato la vida: hemorragias masivas, heridas penetrantes, fracturas o quemaduras severas. A diferencia del botiquín doméstico, el IFAK está orientado a **controlar la causa de muerte evitable en los primeros minutos**.

La lógica que lo guía es la misma que en el **protocolo MARCH** del TCCC (Massive bleeding, Airway, Respiration, Circulation, Hypothermia):

1. Detener hemorragias masivas.
2. Mantener vía aérea permeable.
3. Asegurar respiración y tratar lesiones torácicas.
4. Controlar circulación y shock.
5. Prevenir hipotermia.

- *Nivel Básico (civil, familiar, primeros respondedores no sanitarios)*

El objetivo del nivel básico es que **cualquier persona, incluso sin formación avanzada, pueda salvar una vida** hasta la llegada de los servicios de emergencia.

Contenido recomendado:

- **Torniquete táctico homologado** (ej. CAT-7, SOF-T Wide, SAM-XT): para controlar hemorragias masivas en extremidades.
- **Vendas hemostáticas** (ej. Celox, QuikClot): gasas impregnadas que favorecen la coagulación.
- **Vendaje de presión** (ej. Israeli bandage o Olaes): permite comprimir heridas de forma eficaz.
- **Gasas estériles** y **compresas de trauma**: para cubrir heridas.
- **Guantes de nitrilo** (mínimo 2 pares): protección del rescatador.
- **Tijeras de trauma**: para cortar ropa y exponer rápidamente la herida.
- **Manta térmica aluminizada**: prevención del shock por hipotermia.
- **Rotulador indeleble**: para marcar hora de colocación de torniquete.

En este nivel, el IFAK está centrado en **hemorragia + protección básica**. Es compacto, accesible y todo su material puede usarse tras un curso breve de primeros auxilios.

- *Nivel Avanzado (sanitarios, personal entrenado, escenarios de alto riesgo)*

El nivel avanzado añade material y técnicas que requieren **formación específica en trauma**. Está pensado para personal militar, policías, bomberos o sanitarios en emergencias, aunque algunos elementos también pueden estar en manos civiles con entrenamiento adecuado.

Contenido recomendado (además del básico):

- **Agentes hemostáticos avanzados** (gasas impregnadas adicionales).
- **Dispositivos de vía aérea básicos**: cánula nasofaríngea (NPA) con lubricante para mantener la vía aérea abierta.
- **Sellos torácicos (Chest seals)**: para heridas penetrantes en tórax que puedan provocar neumotórax.
- **Aguja de descompresión (14G, 8 cm)**: para personal entrenado, utilizada en neumotórax a tensión.
- **Férulas moldeables (SAM Splint)**: para inmovilizar fracturas.
- **Vendajes triangulares**: para improvisar cabestrillos.
- **Suero salino fisiológico en monodosis**: limpieza de heridas y ojos.
- **Analgesia básica** (según normativa local y formación del usuario): paracetamol, ibuprofeno o kits específicos militares como el TCCC Analgesia Protocol.
- **Cinta adhesiva médica de alta resistencia** (duct tape o transpore).

En este nivel, el IFAK no solo controla hemorragias, sino que actúa también sobre **vía aérea, respiración y lesiones musculoesqueléticas**, siguiendo las guías del TCCC.

📌 Diferencia entre botiquín familiar y IFAK

- El **botiquín doméstico** está orientado a cortes, fiebre, pequeñas infecciones, medicación crónica y cuidados generales.
- El **IFAK de trauma** está diseñado para **situaciones críticas que amenazan la vida en minutos**: accidentes de tráfico, heridas penetrantes, amputaciones, accidentes laborales graves o catástrofes.

Errores comunes en IFAK

- Comprar torniquetes falsificados en internet (ineficaces o peligrosos).
- No entrenar su uso: en estrés, aplicar mal un torniquete puede costar la vida.
- Sobrellenar el kit con material que nunca se sabrá usar.
- No revisar caducidad de gasas hemostáticas o sellos torácicos.

Ejercicio recomendado

1. Monta un IFAK básico con torniquete, vendaje de presión, manta térmica, guantes y tijeras.
2. Aprende a usar cada elemento con vídeos oficiales de la Cruz Roja, BBK alemana o guías TCCC civiles, o realiza una formación STOP de Bleed o Bleeding Control para población civil.
3. Si tienes formación avanzada, añade sellos torácicos, cánula NPA y férula SAM.
4. Practica en familia o equipo un escenario ficticio de accidente doméstico o de tráfico.

6.2. Higiene personal sin agua corriente

La falta de agua corriente es uno de los problemas más frecuentes en emergencias y, paradójicamente, uno de los más subestimados. Cuando pensamos en un corte de suministro, solemos preocuparnos primero por el agua para beber o cocinar. Sin embargo, el **impacto más rápido y peligroso** suele venir de la pérdida de higiene. Bastan unos pocos días sin poder lavarse correctamente las manos o sin un sistema adecuado para gestionar residuos para que aparezcan infecciones, diarreas, intoxicaciones y contagios. En contextos donde los servicios médicos están saturados, una gastroenteritis que normalmente se resolvería en horas puede convertirse en un riesgo vital.

La historia lo demuestra con claridad. Tras el terremoto de Haití en 2010, miles de personas no murieron por el colapso de edificios, sino por el brote de cólera derivado de la falta de agua potable y de higiene básica. En los campos de refugiados de la posguerra en Europa, las epidemias se propagaban no por heridas de combate, sino por condiciones insalubres. Incluso en crisis más recientes, como el huracán Katrina en Nueva Orleans o la tormenta Filomena en España, la falta de sistemas de saneamiento improvisados fue uno de los grandes desafíos a nivel doméstico y comunitario. **La higiene no es un detalle: es la primera barrera contra la enfermedad.**

Pero más allá de la salud física, la higiene juega un papel psicológico fundamental. Poder lavarse la cara, cambiarse de ropa o cepillarse los dientes en medio del caos aporta **dignidad y sensación de normalidad.** Son pequeños gestos que transmiten control en un entorno donde todo parece desmoronarse. Muchos supervivientes de catástrofes coinciden en que una ducha improvisada o un cambio de ropa limpia les devolvió fuerza mental para seguir adelante. En emergencias prolongadas, la falta de higiene no solo debilita el cuerpo, también erosiona la moral.

Cuando el agua del grifo deja de fluir, hay que recurrir a **estrategias de sustitución.** Toallitas húmedas, paños de microfibra reutilizables o pequeñas cantidades de agua con jabón biodegradable permiten mantener la limpieza de las zonas clave: manos, cara, axilas, pies y genitales. Mantener estas áreas limpias reduce el riesgo de infecciones y mejora el confort. Para las manos, la herramienta más eficaz es el **gel hidroalcohólico (mínimo 70%),** aunque conviene recordar que su uso es complementario: limpia gérmenes, pero no sustituye el agua y jabón cuando hay suciedad visible.

El **cuidado bucal** también merece atención. Sin cepillado ni higiene oral, las bacterias proliferan con rapidez, provocando infecciones que, en ausencia de atención dental, pueden complicarse. Para emergencias, existen soluciones compactas: cepillos plegables, pastillas dentífricas sólidas que no requieren agua o incluso hilo dental. Mantener la boca limpia no es solo estética: evita infecciones que pueden llegar a ser graves.

Un aspecto crítico es la **gestión de residuos**. Sin agua corriente, los restos orgánicos, compresas, pañales o gasas usadas pueden acumularse en cuestión de horas, generando ma-l

> **Ejemplo real**: la Agencia Federal Alemana de Protección Civil (BBK) recomienda en su kit básico no solo agua potable y alimentos, sino también elementos de higiene como toallitas húmedas, gel hidroalcohólico y bolsas de basura resistentes. Durante la tormenta Filomena, muchas familias aisladas en zonas rurales comprobaron que disponer de estos recursos no era un "extra", sino la diferencia entre sobrellevar la situación con calma o convertirla en un problema de salubridad.

Los errores más comunes son creer que "unos días sin higiene no pasa nada", no prever productos específicos para mujeres, niños o mayores, dejar los desinfectantes al alcance de los más pequeños, o usar agua contaminada para lavarse "porque no se bebe". Estos fallos multiplican el riesgo de infecciones justo cuando menos capacidad de respuesta hay.

La higiene también puede organizarse **a nivel comunitario**. En aldeas o edificios aislados, establecer rutinas colectivas —por ejemplo, turnos para el uso de un cubo de agua limpia, puntos comunes para tirar residuos o reparto de jabón— evita contagios masivos. La experiencia de la Cruz Roja en campos de refugiados muestra que, en ausencia de agua corriente, la clave no es improvisar individualmente, sino coordinarse colectivamente para mantener unas mínimas normas de higiene.

Ejercicio recomendado: haz una prueba de 24 horas en casa sin abrir el grifo ni usar la ducha. Recurre solo a toallitas, geles y agua previamente almacenada. Al final del día, anota qué productos faltaron, cuáles se agotaron antes de lo esperado y qué aspectos se volvieron más incómodos (ropa, boca, residuos). Este ejercicio no solo mostrará debilidades de tu preparación, también te hará valorar la importancia de rutinas simples y reforzará tu plan con datos reales de tu propia experiencia.

La higiene en emergencias es **prevención, dignidad y resiliencia**. Mantener el cuerpo limpio, las manos desinfectadas y los residuos bajo control no solo protege la salud física, sino también la moral del grupo. Preparar un pequeño kit de higiene sin agua corriente es tan vital como almacenar agua potable: ambas son dos caras de la misma estrategia de supervivencia.

6.3. Higiene femenina en emergencias

En los planes de emergencia domésticos suele prestarse atención al agua, la comida o la electricidad, pero con demasiada frecuencia se olvida un aspecto fundamental: la **higiene femenina durante el ciclo menstrual**. Este olvido no es menor, porque la falta de productos adecuados no solo genera incomodidad y pérdida de dignidad, sino que también puede provocar problemas de salud como infecciones urinarias, irritaciones cutáneas o incluso complicaciones más graves en situaciones prolongadas.

Las estadísticas muestran que, en contextos de catástrofe o desplazamiento, las mujeres son uno de los colectivos más afectados por la falta de planificación. En los campos de refugiados de Siria, o en las comunidades afectadas por el terremoto de Haití, la ausencia de productos menstruales seguros llevó a miles de mujeres a improvisar con telas, periódicos o materiales poco higiénicos. Estas soluciones de emergencia no solo fueron ineficaces, sino que aumentaron los casos de infecciones ginecológicas, con el consecuente colapso de los sistemas de salud ya debilitados. Organismos como **UNFPA (Fondo de Población de las Naciones Unidas)** o la **Cruz Roja Internacional** han incluido en sus kits de salud reproductiva compresas, jabón íntimo, ropa interior básica y bolsas de desecho, reconociendo así que se trata de una necesidad humanitaria esencial y no secundaria.

Un plan de preparación familiar responsable debe incluir siempre un apartado específico para estas necesidades. Al igual que no se improvisa con el agua potable o con los medicamentos crónicos, tampoco debe improvisarse con la higiene menstrual. **Tener productos adecuados listos evita que una situación de estrés se convierta en un problema de salud añadido.**

Claves prácticas:

- **Productos recomendados**: compresas desechables selladas (resistentes a la humedad), tampones en envases individuales, copas menstruales de silicona médica (útiles a largo plazo, siempre que haya agua segura para su limpieza) y ropa interior absorbente reutilizable si se dispone de medios de lavado.

- **Almacenaje**: bolsas impermeables y discretas para el transporte y desecho, evitando olores y problemas de privacidad.
- **Extras necesarios**: ropa interior de repuesto, toallitas íntimas, jabón suave y analgésicos comunes (paracetamol o ibuprofeno) para aliviar dolor menstrual.
- **Opciones sostenibles**: las copas menstruales y la ropa absorbente son soluciones con gran autonomía en emergencias prolongadas, pero requieren cierta planificación (hervido o lavado seguro).

> **Ejemplo real**: la Cruz Roja Internacional incluye en sus kits de salud reproductiva para crisis humanitarias compresas, jabón íntimo y ropa interior. En países como Nepal, tras el terremoto de 2015, se comprobó que la distribución temprana de estos recursos redujo en semanas el número de infecciones en mujeres desplazadas.

Los errores más habituales son suponer que se pueden improvisar soluciones con telas o pañuelos (lo que multiplica el riesgo de infecciones), no tener en cuenta las necesidades de adolescentes (que pueden no pedir ayuda por vergüenza), olvidar la discreción en el desecho (importante tanto por privacidad como por salubridad), o no prever analgésicos básicos para el dolor menstrual.

La higiene femenina no es un tema solo de mujeres: **todo plan familiar debería contemplarlo**, independientemente de quién sea el responsable de la preparación. En una situación crítica, un kit menstrual no solo puede cubrir a las mujeres del hogar, sino también ser un recurso de apoyo para familiares, vecinas o incluso desconocidas en un centro de evacuación.

Ejercicio recomendado: si eres mujer, prepara una bolsa con material de higiene femenina para al menos un ciclo completo y guárdala en tu mochila de 72 horas. Si no lo eres, incluye igualmente un pequeño kit en tu BOB: puede convertirse en un recurso valioso para alguien cercano en medio de una crisis.

La higiene femenina en emergencias no es un añadido opcional, sino un componente central de la salud y la dignidad. Planificarla evita riesgos físicos, previene infecciones y refuerza el bienestar psicológico en medio de la adversidad. Un kit menstrual preparado de antemano es un gesto de previsión tan vital como guardar agua o alimentos.

6.4. Cuidados para niños y bebés

En cualquier situación de emergencia, los **niños** y, especialmente, los **bebés**, son el grupo más vulnerable. Su dependencia absoluta de los adultos convierte cada fallo logístico en un riesgo potencial: la falta de agua segura puede causar diarreas graves en cuestión de horas, un corte en el suministro de pañales deriva en problemas de piel e infecciones, y la ausencia de la leche adecuada puede convertirse en una crisis alimentaria inmediata.

Mientras un adulto puede soportar cierto grado de incomodidad o adaptarse a cambios en la dieta, un niño pequeño no tiene esa capacidad de resiliencia fisiológica ni emocional. **La preparación familiar, por tanto, debe poner a los más pequeños en el centro del plan.**

Un kit infantil de emergencia no es un lujo: es una responsabilidad básica. Debe contemplar la alimentación, la higiene, el confort emocional y la medicación adaptada a la edad. **Cada familia conoce mejor que nadie las rutinas de sus hijos**, y ese conocimiento debe traducirse en un plan anticipado.

Alimentación.

- En el caso de los bebés lactantes, si la lactancia materna no es posible o no exclusiva, es imprescindible disponer de **leche de fórmula en polvo**, agua segura para su preparación y biberones esterilizables.
- En emergencias largas, contar con **esterilizadores portátiles (de vapor o tabletas desinfectantes)** añade seguridad.
- Para niños más mayores, se recomiendan alimentos energéticos, fáciles de digerir y con caducidad prolongada: papillas instantáneas, purés infantiles en tarros, barritas blandas, sobres de fruta deshidratada.

Higiene.

- Los **pañales** son probablemente el recurso más difícil de improvisar: siempre se debe calcular un margen amplio (más de los que normalmente se usan en 72h).
- Toallitas húmedas, crema protectora contra irritaciones y bolsas de desecho resistentes completan el kit.

- Para bebés con piel sensible, conviene almacenar los mismos productos que ya se usan habitualmente: cambiar de marca en plena emergencia puede provocar reacciones alérgicas.

Confort emocional.

Los niños necesitan más que calorías y limpieza: requieren **seguridad emocional**. En medio de un apagón, un refugio o una evacuación, un simple chupete, un muñeco de apego o un pequeño juguete pueden marcar la diferencia entre calma y ansiedad. Estos objetos, aparentemente secundarios, ayudan a mantener rutinas y reducen el trauma psicológico de la emergencia.

Salud.

- Un termómetro infantil específico, jarabes básicos (para fiebre o dolor), medicación habitual en dosis adecuadas y prospectos accesibles son imprescindibles.
- No hay que olvidar los productos de protección solar o antihistamínicos pediátricos si se vive en zonas de alto riesgo de picaduras o alergias.

Ejemplo real: UNICEF distribuye en emergencias kits infantiles que incluyen leche de fórmula, pañales, jabón, mantas y juguetes pequeños. La experiencia en catástrofes como el tsunami del Índico (2004) o los terremotos de Turquía y Siria (2023) demuestra que cubrir estas necesidades básicas no solo protege la salud, sino que disminuye los niveles de estrés en toda la familia.

Los errores más comunes en este ámbito son confiar en que habrá acceso a farmacias o supermercados en cualquier circunstancia, no prever agua segura para preparar biberones, olvidar el componente emocional (juguetes, chupetes), o calcular una cantidad insuficiente de pañales y ropa de repuesto. Estos fallos pueden transformar una situación ya difícil en una auténtica crisis familiar.

Ejercicio recomendado: haz una lista detallada con todo lo que necesitaría tu hijo o un bebé a tu cargo durante 72 horas. Incluye alimentación, higiene, ropa, medicamentos y un objeto de confort. Monta un kit infantil compacto y guárdalo junto al BOB familiar. Asegúrate de revisarlo cada seis meses para ajustar tallas, dosis o preferencias del niño.

Los niños y bebés no pueden esperar a que los adultos "improvisen". Su bienestar depende directamente de la preparación previa. Planificar un kit infantil significa no solo cubrir necesidades fisiológicas, sino también proteger su estabilidad emocional. Una emergencia es más llevadera cuando los más pequeños están seguros, tranquilos y atendidos: lo contrario convierte cualquier crisis en un escenario mucho más difícil de manejar.

6.5. *Atención a personas mayores y dependientes*

En cualquier emergencia, las **personas mayores y dependientes** representan uno de los grupos más frágiles. La movilidad reducida, la necesidad de medicación crónica, los problemas cognitivos o el uso de dispositivos médicos eléctricos (oxígeno, CPAP, bombas de insulina, etc.) convierten a este colectivo en altamente vulnerable. Lo que para un adulto sano puede ser un contratiempo manejable —un apagón, un corte de agua, un retraso en la asistencia sanitaria— para una persona dependiente puede transformarse en una **situación crítica en cuestión de horas**. Y no pensemos solo en grandes dependientes, una persona con un grado alto de miopía sin acceso a sus gafas o lentillas, vive una situación de dificultad que es fácilmente prevenirle añadiendo un repuesto a sus kits de protección.

La preparación familiar no puede basarse en la idea de que "ya vendrá alguien a ayudar". En grandes emergencias, la atención médica y social se satura, y los servicios profesionales tardan en llegar. En esos momentos, la **planificación previa** marca la diferencia: tener la medicación ordenada, las ayudas de movilidad listas y un plan de evacuación adaptado es tan vital como almacenar agua o comida.

Medicación   crónica.
 Tener un listado actualizado de tratamientos es fundamental. Debe incluir nombre del medicamento, dosis, horarios y diagnóstico asociado. Además, se recomienda guardar una **reserva mínima de 7–14 días**. Algunas familias preparan un pastillero semanal duplicado, de forma que siempre haya un ciclo de seguridad. Revisar caducidades cada tres meses es un hábito sencillo que evita sustos.

Dispositivos   eléctricos.
 Uno de los mayores retos es la dependencia de equipos como concentradores de oxígeno, CPAP o bombas de insulina. Un corte eléctrico prolongado puede convertirlos en inutilizables.

La preparación incluye **baterías de respaldo, adaptadores para generadores o incluso pequeños paneles solares.** Aunque parezcan soluciones costosas, a menudo existen programas de apoyo sanitario o municipal que facilitan estos equipos en hogares de riesgo.

Movilidad.

Las emergencias suelen implicar evacuaciones rápidas. Una persona mayor con movilidad reducida no puede salir al mismo ritmo que los demás. Disponer de una **silla plegable ligera, un andador portátil o incluso una simple manta resistente para arrastre en interiores** puede salvar tiempo y esfuerzo. La clave es haber practicado cómo mover a esa persona de forma segura.

Cuidados básicos.

Los pañales para adultos, los productos de higiene íntima, las cremas hidratantes para piel frágil o los suplementos nutricionales forman parte de la reserva esencial. Son elementos que rara vez se priorizan en planes familiares, pero cuya ausencia genera complicaciones rápidas (úlceras por presión, deshidratación, irritaciones).

Apoyo emocional.

El impacto psicológico de una emergencia en personas mayores o dependientes es profundo. Los cambios de rutina, los ruidos inesperados, la oscuridad o la separación de cuidadores pueden causar ansiedad y desorientación. **Hablar con claridad, mantener rutinas básicas y asegurar contacto**

físico o visual frecuente disminuye estos efectos. En personas con deterioro cognitivo, el uso de objetos familiares (un cojín, una foto, una radio) ayuda a sostener la calma.

Ejemplo real: la OMS recomienda que toda familia con personas mayores prepare un listado de medicación y enfermedades relevantes, guardado en un sobre impermeable y accesible en caso de traslado a hospital o centro de evacuación. Durante el huracán Sandy (EE. UU., 2012), muchos mayores quedaron atrapados en edificios sin electricidad ni ascensor; las familias que habían previsto ayudas de movilidad o baterías de respaldo afrontaron mejor la crisis.

Los errores más comunes son no revisar caducidades de la medicación extra, depender exclusivamente de dispositivos eléctricos sin batería de respaldo, subestimar el estrés emocional en personas con deterioro cognitivo o no prever ayudas básicas de movilidad. La improvisación, en estos casos, suele tener consecuencias graves.

Ejercicio recomendado: si cuidas a una persona mayor o dependiente, prepara un **kit de salud personalizado**: una bolsa pequeña con su medicación para dos semanas, un listado médico con diagnósticos y contactos de referencia, su documento de identidad, un paquete de pañales o productos de higiene, agua y una manta ligera. Guarda esta bolsa junto a la mochila familiar de emergencia, de manera que pueda ser evacuada rápidamente sin olvidar nada esencial.

Atender a mayores y dependientes en emergencias exige previsión específica. No basta con el botiquín general: se necesita un plan adaptado, pensado para la realidad de esa persona. Preparar estos cuidados no es solo una medida sanitaria, sino también un acto de responsabilidad y dignidad. La resiliencia de una familia se mide, en gran parte, por su capacidad de proteger a quienes más dependen de ella.

La salud es siempre el talón de Aquiles en cualquier crisis. Podemos resistir sin luz, adaptarnos sin internet, incluso improvisar con menos alimentos de lo habitual, pero cuando el cuerpo falla y no hay recursos médicos inmediatos, la situación puede volverse crítica en minutos. Por eso, este capítulo ha insistido en que la preparación sanitaria no es un lujo reservado a profesionales, sino una **responsabilidad doméstica básica**.

Contar con un botiquín bien estructurado, saber improvisar higiene sin agua corriente, incluir la higiene femenina en los planes de emergencia, garantizar los cuidados de niños y bebés, y anticipar las necesidades de personas mayores o dependientes son medidas que **construyen resiliencia familiar desde la base**. Cada acción aquí descrita —rotar la medicación, preparar pañales extra, añadir una manta térmica al botiquín o ensayar un traslado seguro— es una inversión directa en seguridad y tranquilidad.

Lo más importante es entender que **no estamos preparando hospitales caseros, sino comprando tiempo**: tiempo para estabilizar, tiempo para prevenir complicaciones, tiempo para que la ayuda llegue. Ese tiempo extra es, en la práctica, la frontera entre una emergencia controlada y una tragedia evitable.

La salud, en emergencias, no se improvisa. Se anticipa, se planifica y se cuida en cada detalle. Prepararse en este ámbito no solo protege a los más vulnerables, sino que fortalece a toda la familia como un equipo capaz de enfrentar lo inesperado con calma, dignidad y eficacia.

VII
Refugio, Calor y Confort

El ser humano puede sobrevivir días sin agua y semanas sin comida, pero bastan unas pocas horas de frío extremo o calor sofocante para que la vida esté en riesgo. El **refugio** y la **regulación térmica** no son lujos, son necesidades fisiológicas inmediatas. Mantener el confort térmico y contar con un lugar seguro donde protegerse es tan vital como cualquier otro pilar de la supervivencia.

Los informes de la **OMS** y de la **Agencia Europea de Medio Ambiente** lo dejan claro: las olas de frío y, sobre todo, las de calor, son responsables cada año de miles de muertes en Europa, incluso en países desarrollados y con servicios sanitarios avanzados. El verano de 2003, por ejemplo, dejó más de 70.000 fallecidos en Europa debido al calor extremo, y muchas de esas muertes se produjeron en hogares sin ventilación adecuada ni planes de refugio climático. El invierno, por su parte, multiplica el riesgo de hipotermia e incendios domésticos cuando las familias recurren a medios improvisados para calentar sus viviendas.

En una emergencia, cuando la electricidad, el gas o los sistemas de climatización dejan de estar disponibles, estos riesgos se disparan. La preparación, en este contexto, significa **aprender a mantener el calor en invierno sin calefacción, a mantenerse fresco en verano sin aire acondicionado y a identificar espacios seguros dentro y fuera del hogar.** No se trata de volver a la vida preindustrial, sino de recuperar técnicas sencillas y realistas, respaldadas por organismos oficiales, que cualquier familia puede aplicar.

Este capítulo ofrece estrategias prácticas para que el hogar —y cada persona en él— pueda resistir con dignidad y seguridad ante el frío, el calor y las amenazas externas. Porque el refugio no es solo cuatro paredes y un techo: es la capacidad de conservar el calor, encontrar frescor cuando la temperatura aprieta y contar con un espacio definido donde protegerse y reagruparse cuando el entorno se vuelve hostil.

7.1. *Mantener el calor en invierno sin calefacción*

El frío no es solo una incomodidad: puede ser letal. La **hipotermia** —cuando la temperatura corporal desciende por debajo de los 35 °C— puede instalarse en cuestión de horas, incluso dentro de una vivienda, si no se cuenta con medios de calefacción. En emergencias invernales, como nevadas extremas o apagones prolongados, la clave no está en intentar calentar toda la casa, algo inviable sin energía, sino en **concentrar el calor en un espacio reducido y proteger el propio cuerpo como principal fuente de calor.**

El error común es pensar que la vivienda, por sí sola, será suficiente. Pero las casas modernas, diseñadas para vivir con calefacción central, suelen perder temperatura con rapidez. Basta recordar la tormenta "Filomena" (2021) en España, cuando miles de familias descubrieron que sus hogares, aislados del exterior, no estaban preparados para varios días sin suministro eléctrico ni gas. Lo mismo ocurrió en Texas ese mismo año: viviendas que nunca habían visto temperaturas bajo cero quedaron convertidas en trampas de hielo en pocas horas.

La **estrategia correcta** consiste en aplicar varias capas de protección: primero al cuerpo, después a la habitación, y finalmente a los sistemas alternativos de calor.

Ropa por capas. El cuerpo conserva mejor el calor cuando se viste en tres niveles: una **capa base térmica** (ropa interior técnica que mantiene la piel seca), una **capa intermedia** de lana o forro polar que retiene el calor, y una **capa externa cortaviento** que bloquea el enfriamiento por corrientes. Pies, manos y cabeza concentran gran parte de la pérdida de calor, por lo que calcetines gruesos, guantes y gorro son tan importantes como un buen abrigo.

Espacio reducido. Concentrar a la familia en una sola habitación permite que la temperatura suba varios grados solo con la presencia humana. Sellar rendijas con mantas, alfombras o cinta aislante, cubrir el suelo con esterillas o cartones y colgar mantas en las ventanas puede transformar un salón frío en un refugio mucho más habitable.

Sacos de dormir y mantas térmicas. Un buen saco de montaña (−5 a −10 °C) es útil incluso en interiores. Combinado con mantas de lana o con las **mantas aluminizadas tipo Mylar**, puede prevenir hipotermia durante noches prolongadas. Dormir juntos en el mismo espacio también ayuda: el calor compartido multiplica la eficiencia.

Calor alternativo. Aunque no se disponga de calefacción, hay pequeños recursos que pueden aportar calor puntual. Las velas seguras colocadas en tarros de cristal o faroles elevan la temperatura del aire local y, sobre todo, la sensación térmica. Los **hornillos de alcohol** o las **bolsas de agua caliente** (rellenas con agua hervida y envueltas en tela) son opciones seguras siempre que se usen en un espacio ventilado.

> **Ejemplo real**: la Agencia Federal Alemana de Protección Civil (BBK) recomienda que todo hogar cuente con mantas térmicas, ropa de abrigo adicional y al menos un hornillo portátil, como parte del equipamiento básico frente a cortes prolongados de calefacción. La lógica es simple: la electricidad puede fallar, pero el frío no espera.

Los **errores más frecuentes** son intentar calentar toda la casa en lugar de un espacio concentrado, usar estufas de gas sin ventilación (lo que genera riesgo de intoxicación por monóxido de carbono), descuidar pies y cabeza, o dormir separados cuando compartir calor resulta mucho más eficiente.

Ejercicio recomendado. Haz un simulacro en tu propia casa: pasa una noche con la calefacción apagada, concentrado en una sola habitación con tu familia. Usa mantas, sacos y ropa por capas. Mide la temperatura inicial y la final: comprobarás cuántos grados logras mantener solo con tu propio calor y qué elementos faltaron en tu equipo. Esta práctica sencilla aporta datos reales sobre tu preparación y refuerza tu confianza en caso de apagón real.

Mantener el calor en invierno sin calefacción no depende de grandes inversiones, sino de aplicar principios básicos de aislamiento, ropa por capas y concentración del calor en espacios pequeños. Prepararse con antelación convierte el frío en un reto manejable en lugar de una amenaza mortal.

7.2. Mantenerse fresco en verano sin aire acondicionado

Si el frío amenaza en invierno, el **calor extremo** puede ser igual de peligroso en verano. La **hipertermia** —cuando la temperatura corporal supera los 40 °C— y la deshidratación son responsables de miles de muertes cada año en Europa, sobre todo en niños, personas mayores y enfermos crónicos. El cuerpo humano depende de la sudoración y la evaporación para regular la temperatura, pero en un ambiente caluroso y sin ventilación estos mecanismos se saturan con rapidez.

Las olas de calor no son fenómenos excepcionales: son cada vez más frecuentes e intensas debido al cambio climático. El verano de 2003 dejó más de 70.000 fallecidos en Europa, principalmente en Francia, Italia y España. Muchos de ellos eran ancianos que vivían solos en pisos mal ventilados, sin aire acondicionado y sin acceso a refugios climáticos. Este tipo de tragedias demuestra que el calor extremo, aunque silencioso, puede ser tan letal como un terremoto o una inundación.

Cuando falta la electricidad y no hay ventiladores ni aire acondicionado, la clave está en **aplicar técnicas tradicionales de adaptación al calor** y en **organizar rutinas diarias que reduzcan la exposición**. El objetivo no es enfriar toda la vivienda, sino identificar y mantener **espacios frescos** que funcionen como refugio climático.

Ventilación cruzada. Abrir ventanas opuestas durante la noche permite que circule el aire y refresque la casa. Por la mañana, esas mismas ventanas deben cerrarse y cubrirse con cortinas opacas, persianas o incluso sábanas húmedas colgadas, que enfrían el aire entrante por evaporación.

Sombras y aislamiento. Igual que en el Mediterráneo tradicional se usaban toldos, patios interiores y persianas, hoy en día se puede recrear el mismo efecto con telas claras, cartones de aluminio o cortinas reflectantes. No se trata de bajar la temperatura exterior, sino de evitar que entre el calor dentro del hogar.

Hidratación constante. En olas de calor, esperar a tener sed es un error: se recomienda beber cada 20–30 minutos. Las botellas envueltas en tela húmeda se mantienen frescas por evaporación, incluso sin nevera. Añadir sales de rehidratación oral o bebidas isotónicas caseras ayuda a reponer electrolitos en personas mayores o en niños.

Refrescar el cuerpo. El enfriamiento más rápido no se logra con duchas largas —que gastan agua valiosa—, sino con aplicaciones puntuales en **muñecas, cuello, axilas y pies**, donde la sangre circula cerca de la piel. Mojar una toalla y colocarla en la nuca puede reducir la temperatura corporal varios grados.

Espacios seguros. Los sótanos y habitaciones interiores suelen mantenerse más frescos que las zonas expuestas al sol. Cuando la vivienda no es habitable por calor, es vital conocer los **refugios climáticos** que los municipios habilitan en bibliotecas, centros comerciales o polideportivos. En España, cada vez más ciudades publican un mapa de estos lugares durante las olas de calor.

> **Ejemplo real**: Protección Civil española recomienda identificar de antemano en cada municipio los refugios climáticos más cercanos. En ciudades como Barcelona o Madrid, se han habilitado bibliotecas, centros comunitarios y polideportivos como espacios públicos frescos donde cualquier ciudadano puede resguardarse en horas críticas de calor.

Los **errores más frecuentes** incluyen consumir café o alcohol (que aceleran la deshidratación), usar ventiladores de batería sin prever recargas, no adaptar los horarios de actividad (hacer deporte o trabajos físicos en horas de más calor), o descuidar a las mascotas, que sufren golpes de calor igual o más rápido que los humanos.

Ejercicio recomendado. En la próxima ola de calor, mide la temperatura de distintas habitaciones de tu casa a lo largo del día y la noche. Identifica cuál es la más fresca y conviértela en tu **refugio climático doméstico**. Añade allí agua, mantas ligeras de algodón, ventiladores portátiles de batería o hielo en bolsas herméticas. Esta práctica te permitirá comprobar qué tan preparado está tu hogar y dónde deberías concentrar esfuerzos.

Mantenerse fresco sin aire acondicionado no significa resignarse al calor, sino aplicar técnicas que la humanidad ha usado durante siglos —sombras, ventilación nocturna, hidratación— combinadas con las recomendaciones modernas de protección civil. El calor mata en silencio, pero con preparación se convierte en un reto asumible en lugar de una amenaza mortal.

7.3. Espacios seguros dentro y fuera del hogar

En una emergencia, no todos los lugares de la casa son igualmente seguros. La diferencia entre sufrir daños o salir indemne puede depender de haber elegido bien el lugar de refugio. Incendios, terremotos, tormentas o disturbios no avisan con antelación, y cuando ocurren, **la improvisación suele ser el peor enemigo**. Tener identificados de antemano los espacios más seguros —dentro del hogar y en el entorno inmediato— permite actuar sin dudar y reduce el riesgo de pánico.

Las viviendas modernas, diseñadas para la comodidad, no siempre son seguras en todos los escenarios. Una sala acristalada puede ser luminosa en el día a día, pero convertirse en una trampa durante una tormenta. Una buhardilla puede ser acogedora, pero peligrosa en un incendio si no tiene salida secundaria. El primer paso es reconocer que la **seguridad no coincide con el confort** y que cada tipo de emergencia exige un refugio distinto.

Dentro del hogar.

- **Incendios**: la regla es clara, nunca refugiarse en habitaciones interiores sin salida. El humo mata más rápido que las llamas, y la única opción segura es una salida rápida hacia el exterior.

- **Terremotos**: lo más seguro es protegerse bajo mesas o muebles resistentes, alejados de ventanas y objetos que puedan caer. Los marcos de las puertas, antes recomendados, hoy no se consideran fiables en construcciones modernas.
- **Tormentas**: lo más seguro es permanecer en habitaciones interiores sin cristales ni techos frágiles. Evitar ventanas, balcones y sótanos inundables.

Fuera del hogar.

- **Puntos de reunión familiares**: tener un lugar acordado evita la confusión tras una evacuación. Puede ser una plaza cercana, un parque o un edificio público.
- **Evitar zonas de riesgo**: no permanecer en áreas inundables, bajo tendidos eléctricos o cerca de muros en mal estado.
- **En el campo**: ante tormentas, nunca refugiarse bajo un árbol aislado (atrae rayos). Ante inundaciones, buscar siempre zonas altas y seguras.

Ejemplo real: la FEMA recomienda que cada familia defina tres puntos de reunión: uno interno dentro de la casa (ej. salón o habitación central), otro externo inmediato (ej. jardín o portal) y un tercero en el barrio (ej. casa de un vecino, colegio o edificio público). Esta estructura evita el caos cuando no es posible regresar al hogar o cuando se necesita reagruparse tras una evacuación.

Los **errores más comunes** son no decidir los puntos seguros
con antelación, creer que el lugar más cómodo es el más se‑
guro (como quedarse en la cama durante un terremoto), no
practicar evacuaciones con niños o personas mayores, o usar
escaleras y ascensores sin comprobar si son seguros. Durante
el terremoto de México en 2017, muchas personas quedaron
atrapadas en ascensores al intentar huir sin evaluar riesgos.

El factor psicológico es tan importante como el físico. En una
crisis, el miedo y la confusión hacen que cada segundo cuente.
Cuando la familia ya sabe de antemano dónde reunirse o qué
habitación usar como refugio, la reacción es automática y
coordinada. **El conocimiento previo reduce el pánico y
aumenta la calma.**

Ejercicio recomendado. Haz un recorrido con tu familia y
marca en un plano:

1. El punto de reunión interno (dentro de la casa).
2. El punto de reunión externo inmediato (portal, jardín).
3. Un punto seguro en el barrio (plaza, edificio público,
   casa de un familiar).

Coloca copias de este plano en la nevera y dentro de la mo‑
chila de 72h. Practica una evacuación breve al menos dos ve‑
ces al año, variando el escenario: incendio, terremoto o tor‑
menta.

Un refugio no es solo un techo, es un **espacio seguro pre‑
definido** que protege frente al riesgo inmediato y que toda la
familia reconoce como referencia. Tenerlo claro de antemano
convierte la reacción en instinto y evita que la improvisación
convierta una emergencia en tragedia.

El refugio es, junto con el agua, la comida y la salud, uno de los grandes pilares de la supervivencia. No basta con tener un techo: lo decisivo es la capacidad de **mantener el cuerpo dentro de un rango seguro de temperatura** y de contar con un espacio definido donde la familia pueda reagruparse y protegerse. El frío extremo y el calor sofocante no entienden de comodidades modernas ni de excusas: cada año cobran miles de vidas incluso en países desarrollados.

En este capítulo hemos visto que el calor y el frío se combaten con estrategias realistas: ropa por capas, aislamiento de una sola habitación, sacos de dormir, ventilación nocturna, hidratación constante o el uso de espacios frescos tradicionales. Del mismo modo, los espacios seguros —dentro y fuera del hogar— no son un asunto teórico, sino una decisión práctica que evita improvisaciones en medio del caos.

La enseñanza central es clara: **el refugio no se improvisa, se prepara.** La diferencia entre un hogar vulnerable y un hogar resiliente no está en el tamaño ni en la tecnología, sino en la previsión. Unas mantas térmicas guardadas, una habitación sellada contra el frío, un punto de reunión acordado con la familia, o saber qué biblioteca de tu ciudad funciona como refugio climático son acciones sencillas que salvan vidas.

En una emergencia, el verdadero refugio no son las paredes, sino la capacidad de cada familia de **crear calor, buscar frescor y mantener la calma en un espacio seguro.** Preparar hoy esos recursos es lo que mañana transformará el miedo en confianza y el caos en orden.

VII
Herramientas y Equipamiento Clave

Prepararse no consiste en llenar la casa de cacharros "por si acaso", sino en **seleccionar con criterio aquellas herramientas que marcan la diferencia en un momento crítico**. Un hogar verdaderamente preparado no es el que acumula más objetos, sino el que tiene lo justo y necesario, bien elegido, bien mantenido y siempre accesible. La clave no es la cantidad, sino la utilidad real.

Imagina un apagón prolongado: la nevera deja de funcionar, la calefacción se apaga y los móviles empiezan a quedarse sin batería. En ese escenario, ¿qué preferirías tener: una docena de linternas baratas con pilas agotadas, o una buena frontal con baterías de repuesto probada y lista para usar? La diferencia parece mínima hasta que llega la oscuridad. En emergencias, los equipos mediocres fallan en el peor momento; por eso, este capítulo parte de una premisa sencilla: **más vale poco, pero fiable, que mucho y frágil**.

Los organismos de **Protección Civil europeos** y la **FEMA** en Estados Unidos coinciden en lo esencial: toda familia debería disponer al menos de una linterna por persona, una radio autónoma, un botiquín completo, reservas de agua, herramientas manuales básicas y un sistema alternativo de energía. A partir de esa base mínima se puede añadir autonomía con dispositivos más avanzados: multiherramientas de calidad, cargadores solares, generadores portátiles, radios satelitales o incluso equipos de señalización en exteriores.

Pero hay un matiz importante: el equipamiento no se compra una vez y se olvida. Un kit es un **sistema vivo**, que debe revisarse, mantenerse y actualizarse con el tiempo. Una batería sin carga, una navaja oxidada o una radio con antena rota son objetos inútiles. Preparar un hogar resiliente implica no solo adquirir las herramientas, sino **familiarizarse con ellas, practicarlas y convertirlas en parte natural de la vida cotidiana.**

Este capítulo ofrece un recorrido progresivo: comenzaremos con el **kit básico doméstico**, la primera línea de defensa frente a apagones o cortes menores; pasaremos después por la **energía alternativa y la iluminación**, sin las cuales la vida moderna se detiene; veremos las **herramientas multifunción y de uso diario**, que convierten a cualquiera en un improvisado manitas en medio de la crisis; y, finalmente, exploraremos la **comunicación en crisis**, porque de poco sirve estar preparado si no puedes recibir información ni coordinarte con otros.

Lo que aprenderás aquí no es a coleccionar gadgets, sino a construir un arsenal equilibrado y realista: herramientas sencillas, fiables y probadas, que aumenten tu autonomía sin llenar tu casa de peso muerto. Porque en una emergencia no gana quien más objetos guarda, sino quien sabe usar lo que tiene con eficacia y confianza.

8.1. Kit básico de supervivencia doméstica

El **kit básico doméstico** es el primer escalón de la preparación, el punto de partida para cualquier familia que quiera estar lista ante lo inesperado. No hablamos de un equipo avanzado ni de mochilas tácticas: se trata del conjunto mínimo de objetos que toda vivienda debería tener **siempre a mano**, aunque nunca se haya pensado en "supervivencia".

¿Por qué es tan importante? Porque la mayoría de emergencias no llegan en forma de catástrofe global, sino de **pequeñas interrupciones cotidianas** que revelan de golpe nuestra fragilidad: un apagón de varias horas, un corte de agua, una tormenta que bloquea carreteras o un fallo en la calefacción en pleno invierno. En esos escenarios, disponer de un kit básico evita pasar de la incomodidad al pánico.

Muchos organismos oficiales lo han señalado. La **Protección Civil alemana (BBK)**, por ejemplo, publica listados anuales de equipamiento mínimo para los hogares: radio a pilas, linternas, alimentos no perecederos, agua embotellada y botiquín. En EE. UU., la **FEMA** insiste en que cada familia debe poder sobrevivir **al menos 72 horas de forma autónoma** sin depender de supermercados ni servicios públicos. Esa autonomía mínima es la diferencia entre resistir con calma o depender del azar.

Componentes esenciales del kit básico:

- **Iluminación.** La oscuridad es uno de los mayores multiplicadores del miedo. Una linterna LED fiable, con pilas cargadas, es fundamental. No basta con la del móvil: si falla la red eléctrica, necesitarás la batería del teléfono para comunicarte, no para iluminar. Se recomienda al menos **una linterna por persona**. Como apoyo, velas de emergencia o lámparas de aceite bien usadas pueden aportar luz ambiental, siempre con precaución para evitar incendios.

- **Agua.** Las garrafas de 5–8 litros son fáciles de almacenar y manejar. Para un kit básico, basta con cubrir **72 horas de consumo mínimo.** Añadir pastillas potabilizadoras garantiza un margen adicional en caso de que el suministro se contamine o corte más tiempo del previsto.

- **Alimentación.** Conservas, galletas, sopas instantáneas, barritas energéticas o leche en polvo: lo importante no es la sofisticación, sino la facilidad de consumo y conservación. En una emergencia, lo último que quieres es cocinar durante horas o gastar litros de agua en preparaciones complejas.

- **Higiene.** Mantener la limpieza es tan crítico como alimentarse. Toallitas húmedas, gel hidroalcohólico y bolsas de basura resistentes son básicos. No solo previenen infecciones: también aportan confort psicológico.

- **Herramientas.** Un destornillador básico, una navaja multiusos y cinta americana son suficientes para improvisar reparaciones rápidas. Una tubería que gotea, una cerradura atascada o una ventana que no cierra pueden convertirse en problemas graves en plena crisis si no tienes cómo solucionarlos.

- **Comunicación.** Una radio de dinamo o solar garantiza acceso a información oficial incluso sin electricidad. En muchas emergencias, estar informado salva más vidas que cualquier herramienta: saber si evacuar, esperar ayuda o racionar recursos depende de recibir noticias fiables.

- **Otros esenciales.** Un botiquín básico siempre debe acompañar al kit: gasas, desinfectante, guantes, tijeras y analgésicos comunes. Añadir un mechero Bic (fiable y barato), una manta térmica aluminizada y copias de documentos de identidad plastificados refuerza la preparación básica.

Ejemplo real: durante la nevada "Filomena" en Madrid (2021), miles de familias se vieron atrapadas en casa sin electricidad ni calefacción durante días. Los que tenían linternas, mantas térmicas y comida de reserva afrontaron la crisis con incomodidad, pero con seguridad. Quienes dependían solo del supermercado y del móvil descubrieron lo rápido que la rutina puede quebrarse.

Errores comunes

- **No revisar pilas ni caducidades.** Un kit guardado en el fondo de un armario durante años puede convertirse en una caja inútil justo cuando más lo necesitas.
- **Confiar únicamente en el móvil.** Las redes se saturan, las baterías se agotan y los cortes de cobertura son frecuentes en crisis.
- **Dispersar el material por la casa.** Un kit básico debe estar concentrado en un lugar visible y accesible, no desperdigado entre cajones.
- **Olvidar las herramientas manuales.** En una sociedad acostumbrada a lo eléctrico, un simple

destornillador puede ser la diferencia entre solucionar un problema o quedar bloqueado.

Ejercicio recomendado

Reúne todos los elementos de tu kit básico en una **caja rígida o bolsa claramente identificada**. Haz un inventario escrito y colócalo en un lugar visible (un armario del pasillo, la despensa o junto al botiquín). Dedica un rato a probar cada objeto: enciende la linterna, revisa la radio, abre una lata con la navaja, enciende el mechero. Así comprobarás que todo funciona y que tú sabes usarlo antes de que llegue la emergencia real.

El kit básico doméstico no es opcional, es el **mínimo denominador común de la preparación**. No requiere grandes inversiones ni conocimientos avanzados: solo organización, sentido común y disciplina para mantenerlo listo. Con él, cualquier familia gana autonomía para enfrentar las interrupciones más probables sin entrar en caos.

8.2. Energía alternativa y sistemas de iluminación

En emergencias prolongadas, **la electricidad se convierte en el nuevo oro**. No hace falta imaginar un apagón nacional para comprenderlo: basta con vivir unas horas sin luz para descubrir lo rápido que colapsa nuestro estilo de vida. El frigorífico deja de conservar alimentos, la calefacción o el aire acondicionado dejan de funcionar, los teléfonos se apagan, y con ellos desaparecen el acceso a la información y a la comunicación. En ciudades modernas, un corte prolongado equivale a **retroceder siglos en calidad de vida** en cuestión de horas.

La clave no está en reproducir toda la red eléctrica en casa —algo irreal y carísimo—, sino en garantizar la **autonomía mínima** para sostener lo esencial: luz, comunicación, cocina básica y, en algunos casos, dispositivos médicos. Para ello, existen múltiples fuentes de energía alternativa que se pueden combinar y escalar según las necesidades de cada familia.

1. Baterías externas y bancos de energía (powerbanks)

Las baterías externas, más conocidas como *powerbanks*, son la primera línea de defensa energética en cualquier plan de preparación. Su mayor fortaleza es la sencillez: no requieren instalación, ni combustible, ni conocimientos técnicos. Basta con cargarlas de antemano y enchufar un cable para disponer de energía inmediata. En un apagón, este gesto tan cotidiano puede marcar la diferencia entre permanecer conectado o quedar incomunicado en cuestión de horas.

Un powerbank de capacidad media, entre 10.000 y 20.000 miliamperios hora, suele proporcionar varias recargas completas de un teléfono móvil moderno. Traducido a la vida diaria, eso significa asegurar entre dos y cinco días de comunicación estable, lo suficiente para aguantar un apagón urbano o un corte de suministro mientras se restablece el servicio. Además, los modelos más avanzados permiten carga rápida, incorporan varios puertos para alimentar distintos dispositivos al mismo tiempo e incluso son compatibles con paneles solares portátiles, lo que multiplica su utilidad en emergencias prolongadas.

Sin embargo, no basta con tener "una batería cualquiera". Aquí la estrategia es tan importante como la herramienta. Es preferible disponer de varias baterías medianas antes que una sola de gran capacidad: reparten el riesgo, son más fáciles de transportar y permiten mantener una en uso mientras otra se recarga con panel solar o desde el coche. También conviene elegir modelos con conexiones variadas, tanto USB-C como USB-A, para no depender de un único tipo de cable, y acostumbrarse a revisarlos y cargarlos periódicamente. Muchas personas descubren que su batería está descargada justo cuando más la necesitan, porque la dejaron olvidada durante meses en un cajón.

El uso de estas reservas de energía va mucho más allá del teléfono móvil. Con ellas se pueden mantener encendidas linternas recargables, radios portátiles, pequeños ventiladores en verano o lámparas LED que iluminen una estancia completa. En algunos casos incluso permiten alimentar dispositivos médicos sencillos, como un tensiómetro digital o un medidor de glucosa, lo que resulta vital para personas con necesidades específicas.

Los errores más frecuentes son tres: confiar en baterías demasiado pequeñas, de apenas 2.000 o 5.000 mAh, que apenas alcanzan para media carga de un teléfono moderno; no recargarlas de forma preventiva, dejándolas vacías hasta el día del apagón; o depender de un único dispositivo, lo que significa perder toda la reserva de golpe si se rompe, se extravía o simplemente falla.

Durante el gran apagón de Argentina en 2019, quienes tenían un powerbank cargado pudieron mantener la comunicación con sus familias y seguir recibiendo información a través de sus móviles. Quienes no contaban con esa reserva energética dependieron de la suerte de encontrar un enchufe público o un vecino con generador, lo que aumentó su vulnerabilidad. Ese episodio demostró de manera práctica que un pequeño dispositivo del tamaño de la palma de la mano puede convertirse en la diferencia entre afrontar la oscuridad con calma o vivirla con ansiedad.

En definitiva, las baterías externas representan la forma más accesible y realista de asegurar energía en una emergencia. No sustituyen a un generador ni a un sistema solar, pero son el escalón básico e imprescindible: garantizan que la comunicación, la información y la luz mínima de un hogar no se apaguen en las primeras horas críticas de cualquier crisis.

2. Cargadores solares portátiles

Si las baterías externas son la primera línea de defensa, los cargadores solares portátiles representan la segunda: la posibilidad de **regenerar energía sin depender de la red eléctrica**. En una emergencia prolongada, los powerbanks tarde o temprano se agotan. El sol, en cambio, vuelve cada mañana y, con un panel plegable adecuado, puede convertirse en una fuente de electricidad silenciosa, limpia e inagotable.

Estos paneles, del tamaño de una carpeta al cerrarse y capaces de desplegarse como un pequeño abanico, permiten cargar directamente un teléfono o, lo que es más práctico, alimentar un powerbank que luego servirá para recargar varios dispositivos durante la noche. Un panel de 20 a 40 vatios, bien orientado hacia el sol, puede llenar una batería externa de 20.000 mAh en unas seis a ocho horas de luz directa, suficiente para mantener varios móviles operativos cada día. En climas soleados, esto garantiza una autonomía prácticamente indefinida.

La ventaja de los cargadores solares no es solo técnica, sino psicológica. Saber que, aunque el apagón dure días, cada mañana podrás tender tu panel en el balcón, el tejado o incluso en un banco de parque para generar energía, aporta una sensación de control muy poderosa. No hay combustible que almacenar, no hay ruido de motor que atraiga miradas, no hay humo ni olores. Solo la paciencia de esperar a que la naturaleza complete su ciclo.

Sin embargo, como ocurre con cualquier herramienta, también tienen limitaciones. No son sistemas de "enchufar y olvidar": necesitan sol directo, hay que orientar los paneles correctamente, vigilar sombras o cambios de ángulo, y comprender que su producción varía según la estación y la meteorología. Un día nublado puede reducir drásticamente la carga, y en invierno las horas útiles de sol son mucho menores que en verano. Además, no conviene confiar en ellos como única fuente: son un refuerzo, no un sustituto completo de otras reservas.

El error más común con estos dispositivos es comprarlos, guardarlos en un cajón y no probarlos hasta que llega la emergencia. Un panel nuevo puede parecer obvio de usar, pero en la práctica requiere ensayo previo: qué cable utilizar, cómo conectarlo al powerbank, cuántas horas de sol se necesitan según la capacidad de la batería. Hacer estas pruebas en una excursión o en un día tranquilo en casa permite familiarizarse y descubrir detalles que, en una crisis, pueden marcar la diferencia.

Durante el huracán María en Puerto Rico (2017), muchas familias sobrevivieron semanas sin electricidad gracias a paneles solares portátiles improvisados en balcones y azoteas. En contraste, quienes dependían exclusivamente de generadores de gasolina vieron cómo su autonomía desaparecía al agotarse el combustible en las primeras semanas. El sol, a diferencia del combustible, nunca faltó.

En conclusión, los cargadores solares portátiles son el **eslabón que convierte un kit eléctrico limitado en un sistema sostenible**. No garantizan lujo ni abundancia, pero aseguran lo esencial: que la batería de comunicación, la radio o la linterna puedan recargarse cada día, sin depender de nada más que de la luz solar. Son la traducción más literal del principio de resiliencia: aprovechar los recursos naturales a nuestro alcance para mantener la autonomía cuando todo lo demás falla.

3. Generadores portátiles eléctricos (estaciones de energía)

Si las baterías externas son la reserva inmediata y los paneles solares la autonomía silenciosa y sostenible, los generadores representan la **fuente de energía más contundente** en cualquier crisis. Son la herramienta que permite no solo mantener móviles y linternas cargados, sino también alimentar neveras, congeladores, bombas de agua o incluso ciertos aparatos médicos que dependen de un suministro continuo. En otras palabras: convierten una vivienda aislada en una pequeña isla eléctrica autosuficiente.

Existen dos grandes familias de generadores: los eléctricos con batería integrada, también conocidos como *estaciones de energía portátiles*, y los tradicionales de combustible (gasolina, diésel o gas). Cada uno tiene virtudes y limitaciones, y comprenderlas es esencial para integrarlos de forma realista en un plan doméstico.

Los generadores eléctricos con batería —EcoFlow, Bluetti, Jackery, entre otros— son silenciosos, no producen humo y pueden usarse en interiores. Se cargan con la red eléctrica, con paneles solares o incluso conectados a un coche, y luego distribuyen energía a través de tomas USB y enchufes convencionales. Su gran ventaja es la simplicidad: basta con pulsar un botón para disponer de electricidad estable y segura. Sin embargo, su autonomía está limitada por la capacidad de la batería interna: pueden sostener pequeños electrodomésticos, lámparas o un portátil durante horas, pero no son adecuados para mantener grandes consumos durante días sin recarga solar o conexión a red. En entornos urbanos, donde el ruido de un motor puede atraer miradas no deseadas, resultan una opción discreta y fiable.

Los generadores de combustible, en cambio, son la **apuesta clásica para emergencias prolongadas**. Un generador de 2.000 a 5.000 vatios puede mantener en marcha neveras, congeladores y sistemas básicos de calefacción eléctrica. Los de gasolina son más comunes y económicos, pero su combustible es volátil, inflamable y tiene una vida útil corta: en apenas seis meses puede degradarse y dejar inservible tanto el depósito como el motor si no se usa un estabilizador químico. Los generadores diésel, más robustos y con menor consumo, son los preferidos en hospitales o infraestructuras críticas.

Además, el gasóleo es menos inflamable y, con aditivos adecuados, puede almacenarse hasta 18 meses en condiciones óptimas. Por último, están los generadores a gas propano o butano, limpios y eficientes, aunque dependen de disponer de bombonas o depósitos accesibles.

Sea cual sea el combustible elegido, hay una verdad ineludible: un generador es tan útil como lo permita la **logística de su mantenimiento**. No sirve de nada tener un aparato de 2.000 euros si nunca se arranca, si no se revisa el aceite o si no se dispone de repuestos de bujías y filtros. Tampoco basta con comprar combustible y almacenarlo indefinidamente: debe hacerse en bidones homologados, en lugar fresco y ventilado, con rotación periódica y uso de estabilizadores. Un error común es acumular gasolina en garajes sin ventilación, lo que convierte la reserva en un riesgo de incendio más que en un recurso.

El uso de generadores, además, exige precauciones estrictas. Nunca deben encenderse en interiores, ni siquiera en sótanos con ventilación aparente, por el riesgo de intoxicación por monóxido de carbono. Siempre deben situarse en exteriores, bajo un techo improvisado que los proteja de la lluvia, y alejados de ventanas o entradas de aire. También es fundamental arrancarlos de forma periódica, al menos una vez al mes, para evitar que se agarroten y asegurar que estarán operativos cuando llegue el momento crítico.

La experiencia de desastres recientes ha demostrado tanto su utilidad como sus limitaciones. Tras el huracán Katrina, muchas familias descubrieron con desesperación que sus generadores eran inútiles porque no habían almacenado combustible suficiente o porque nunca los habían puesto en marcha. En contraste, quienes habían rotado depósitos de diésel, mantenido el motor en buen estado y practicado su uso pudieron sostener durante semanas neveras y sistemas de comunicación.

Un generador no es un juguete ni un lujo, sino una herramienta de resiliencia que exige compromiso: aprender a usarlo, mantenerlo como si fuera un vehículo y prever la cadena completa que lo hace funcionar —combustible, repuestos, ventilación y seguridad—. Bien gestionado, convierte un apagón prolongado en una incomodidad llevadera. Mal planificado, puede transformarse en un riesgo letal.

En definitiva, los generadores representan la capa más avanzada de la autonomía energética. Para algunos hogares, especialmente en zonas rurales o aisladas, pueden ser la diferencia entre resistir un invierno duro o sufrir un colapso total de la vida cotidiana. Pero para cumplir ese papel, no basta con comprarlos: hay que **vivir con ellos, mantenerlos y comprenderlos**, porque solo entonces se convierten en la red de seguridad que prometen ser.

4. Generadores de combustible (diésel, gasolina o gas)

Más allá de baterías, paneles solares y generadores, existen **fuentes secundarias de energía** que, aunque no sustituyen a las principales, pueden marcar la diferencia en determinados escenarios. Son soluciones de apoyo, ingeniosas y a menudo subestimadas, que aportan flexibilidad y redundancia cuando todo lo demás falla.

Una de las más sencillas y universales es el **vehículo familiar**. En un apagón urbano, un coche no es solo un medio de transporte: es también un acumulador de energía portátil. Con un simple inversor de 12V a 220V, se puede convertir la batería del coche en un generador improvisado capaz de alimentar un portátil, cargar móviles o mantener encendidas lámparas LED durante varias horas. No es un sistema sostenible a largo plazo, porque depende de combustible y desgasta la batería, pero como solución de emergencia puntual resulta tremendamente útil. Muchos supervivientes del apagón de Nueva York en 2003 contaron cómo se refugiaron en sus coches para escuchar la radio, recargar teléfonos o incluso disfrutar del aire acondicionado durante los días de caos.

Otra opción interesante son las **turbinas eólicas domésticas**. Aunque no son tan populares como los paneles solares, en regiones ventosas ofrecen un rendimiento constante durante la noche y en días nublados. Instalar una pequeña turbina en un tejado o parcela puede aportar la energía suficiente para mantener cargados powerbanks y radios, complementando la intermitencia del sol. Su mayor limitación es el contexto: en ciudades, el ruido y las restricciones legales dificultan su uso; en entornos rurales, en cambio, pueden ser una inversión estratégica.

La **biomasa** también ofrece soluciones ingeniosas. Existen hornillos de leña con tecnología termoeléctrica, como los de la marca BioLite, que permiten cocinar con ramas o pellets mientras generan electricidad suficiente para cargar un teléfono o una linterna USB. Aunque su potencia es reducida, resultan una herramienta ideal para excursiones o situaciones rurales en las que se dispone de madera, pero no de combustible fósil. Además, combinan dos necesidades básicas: calor para cocinar y electricidad mínima para la comunicación.

Finalmente, no conviene olvidar los **pequeños trucos de la tradición**. Durante generaciones, familias enteras vivieron sin electricidad, pero con ingenio: lámparas de aceite, velas de sebo, hornillos de carbón. Hoy en día, muchas de estas soluciones pueden parecer primitivas, pero siguen cumpliendo su función como recursos de respaldo. No se trata de confiar en ellas como fuente principal —un apagón prolongado gestionado solo con velas es un riesgo elevado de incendios—, sino de reconocer que forman parte del arsenal de redundancia.

La enseñanza común de estas fuentes complementarias es clara: **la resiliencia no se construye con una sola herramienta, sino con un mosaico de opciones**. Un coche con inversor puede salvar una noche oscura; una turbina eólica puede sostener una casa rural en invierno; un hornillo de biomasa puede mantener la moral alta en una acampada forzosa. No son soluciones de lujo, sino piezas que completan el puzzle de la autonomía energética.

En una emergencia real, nunca sabrás qué recurso será el que marque la diferencia. Tal vez no sea tu sofisticado generador de diésel, sino esa linterna cargada desde el coche o esa sopa calentada en un hornillo de leña. Prepararse es, en gran medida, aceptar esa incertidumbre y dotarse de **capas de energía complementarias** que, sumadas, construyen una red de seguridad robusta y realista.

5. Sistemas de iluminación

La luz es uno de esos elementos que damos por hecho… hasta que desaparece. Un apagón total transforma una vivienda familiar en un laberinto hostil: escaleras peligrosas, pasillos oscuros, cocina impracticable, baño inseguro. A la vulnerabilidad física se suma la emocional: la oscuridad prolongada genera ansiedad, sensación de aislamiento e incluso miedo irracional. En emergencias prolongadas, **la iluminación es tanto una necesidad práctica como un recurso psicológico.**

Las linternas son, sin duda, la primera herramienta de cualquier kit. Entre ellas, las **linternas frontales LED** se han convertido en la opción más eficaz. Su gran ventaja es liberar las manos, lo que permite cocinar, reparar, cargar mochilas o atender una herida en plena noche. Modelos básicos como el Petzl Tikka, con pilas AAA, ofrecen horas de autonomía; los más avanzados incluyen baterías recargables por USB y modos de luz roja para no deslumbrar de noche. En una familia preparada, cada miembro debería contar con su propia frontal, almacenada junto a su kit personal.

Las **linternas portátiles** recargables, pequeñas y robustas, cumplen un papel complementario. Su haz de luz más amplio es útil para iluminar estancias completas o exteriores inmediatos. Algunas incluyen modos SOS intermitentes o función de lámpara de camping. Conviene elegir modelos que puedan recargarse con powerbanks o paneles solares, para integrarlos en el ecosistema energético sin depender de pilas desechables.

Un recurso especialmente valioso en apagones prolongados son las **lámparas LED solares de exterior.** Colocadas de día en balcones o jardines, acumulan energía solar suficiente para iluminar una habitación entera por la noche. No requieren mantenimiento, son económicas y permiten iluminar zonas comunes sin gastar baterías valiosas. Quien dispone de varias, puede transformarlas en un improvisado sistema de alumbrado doméstico sostenible durante días o semanas.

Las **velas y lámparas de aceite** forman parte de la tradición y siguen siendo una opción válida, aunque con riesgos. Su luz es cálida, consume poco espacio y da una sensación de normalidad. Sin embargo, cada año se producen incendios domésticos provocados por velas mal colocadas o descuidadas. Si se emplean, deben usarse en recipientes estables, sobre superficies no inflamables y nunca dejarse encendidas sin vigilancia.

Existen también soluciones modernas, tan simples como eficaces: las **barras químicas luminosas** (glowsticks) ofrecen varias horas de luz sin calor, sin electricidad y sin riesgo de incendio. Son ideales para señalizar habitaciones, escaleras o puntos de reunión, y resultan especialmente seguras para niños. No iluminan tanto como una linterna, pero aportan una tranquilidad inmediata en entornos de completa oscuridad.

La estrategia óptima es combinar varios de estos sistemas en un enfoque de **redundancia escalonada.** Linternas frontales para tareas individuales, lámparas solares para espacios comunes, velas seguras para calor y ambiente, y barras químicas como reserva de emergencia. Así, incluso en un apagón total, siempre habrá una fuente de luz operativa.

La experiencia lo confirma. Tras el terremoto de 2011 en Japón, muchas familias relataron que la falta de luz durante las noches fue más desmoralizadora que la escasez de agua o comida. Quienes contaban con linternas solares, lámparas LED y frontales pudieron mantener rutinas básicas, cocinar de noche o cuidar de niños sin añadir miedo a la oscuridad.

En resumen, preparar sistemas de iluminación no es un detalle menor: es un pilar fundamental de la resiliencia doméstica. La oscuridad multiplica la inseguridad, mientras que una luz, por pequeña que sea, puede devolver la calma, la organización y la esperanza en medio del caos.

Otras fuentes complementarias

- **Coches y baterías de vehículo.** Con un inversor de 12V a 220V, un coche puede alimentar pequeños dispositivos o recargar powerbanks. No es sostenible a largo plazo, pero puede salvar la situación en apagones de pocas horas.
- **Pequeñas turbinas eólicas domésticas.** Útiles en zonas ventosas, aunque menos prácticas en entornos urbanos.
- **Estufas y hornillos de biomasa con cargador USB (tipo BioLite).** Permiten cocinar y, al mismo tiempo, generar electricidad para pequeños aparatos.

Ejercicio recomendado

Organiza un simulacro de **apagón de 24 horas** en tu casa:

1. Apaga el cuadro eléctrico (con seguridad).
2. Ilumina solo con linternas y lámparas solares.

3. Carga móviles con powerbanks y, si tienes, con un panel solar.
4. Intenta mantener un frigorífico o un portátil con un generador eléctrico o de combustible.

Al terminar, anota:

- ¿Qué dispositivos funcionaron bien?
- ¿Qué energía te faltó?
- ¿Cuánto combustible o sol real necesitaste?

Este ejercicio revelará **puntos débiles** en tu planificación mucho mejor que cualquier lista.

La energía en una emergencia no es un lujo, es un recurso vital que sostiene la vida moderna. Con baterías, paneles solares, generadores y sistemas de iluminación redundantes, se puede construir una red doméstica flexible y escalonada que cubra desde unas horas hasta semanas de crisis. Preparar hoy esa red significa no volver a sentirte vulnerable en la oscuridad.

8.3. *Herramientas multifunción y de uso diario*

En una emergencia, el fallo casi nunca viene de lo espectacular: no suele ser un terremoto que parte la casa en dos ni una inundación que arrasa todo a su paso. Lo habitual es mucho más sencillo y a la vez más peligroso: una cuerda que se rompe justo cuando más falta hacía, una puerta que se atasca, un envase de comida imposible de abrir, una mochila que se descose durante una evacuación. Es en esos detalles donde se decide si seguimos adelante con autonomía o si dependemos por completo de la ayuda externa. Y es ahí donde entran en juego las **herramientas de uso diario**: objetos pequeños, versátiles y resistentes que nos permiten improvisar soluciones en los momentos más críticos.

No hablamos de llenar la casa con un taller profesional ni de acumular gadgets innecesarios. La filosofía de preparación —como ya vimos en capítulos anteriores sobre agua, comida y energía— es **eficiencia y progresión**: lo suficiente para resolver lo básico, lo justo para improvisar, lo probado para confiar en ello cuando todo lo demás falla. Con unas pocas herramientas bien elegidas, podemos suplir decenas de problemas que, sin ellas, nos dejarían paralizados.

El corazón del equipo: la multiherramienta

Si hubiera que escoger un único objeto que simbolice la preparación práctica, probablemente sería una **multiherramienta de calidad**. En un solo cuerpo compacto reúne alicates, cuchillas, destornilladores, limas, tijeras, abrelatas y, en los modelos más completos, incluso sierras o cortacables. Su mayor virtud es esa: poder pasar de reparar una fuga menor en una tubería a apretar un tornillo suelto, cortar una cuerda o abrir una lata, sin necesidad de cargar con media ferretería a la espalda.

Las referencias en este campo son claras. **Leatherman**, con modelos como el Wave+, el Surge o el Signal, es desde hace décadas el estándar internacional. Son herramientas fabricadas en acero de alta calidad, con mecanismos sólidos, piezas intercambiables en algunos casos y un servicio de garantía que las convierte casi en inversiones de por vida. Un Leatherman bien cuidado puede acompañar a una persona durante décadas y resistir tanto el uso doméstico como el intensivo en exteriores.

Frente a ellas, el mercado se ha inundado en los últimos años de **copias y versiones económicas de fabricación china**, conocidas en foros especializados como "B/Bury" o "budget Burys". Algunas ofrecen resultados sorprendentes por su bajo precio, pero la mayoría presentan problemas recurrentes: aceros blandos que pierden filo enseguida, muelles que se rompen, herramientas que se doblan al primer uso exigente. En un contexto de ocio pueden ser aceptables, pero en una emergencia real, donde la fiabilidad lo es todo, una rotura puede tener consecuencias graves.

Aquí conviene recordar lo que ya hemos visto con el agua y la energía: la diferencia entre tener "algo" y tener algo **fiable** es lo que separa la incomodidad de la catástrofe. Una multiherramienta barata que se parte al cortar una rama no es solo inútil: es peligrosa, porque añade frustración, riesgo de lesiones y sensación de impotencia en el peor momento. Por eso la recomendación es clara: **menos, pero mejor**. Una multiherramienta de gama media-alta puede costar el doble que una copia, pero la diferencia real se mide en años de servicio y en confianza.

Herramientas que multiplican la autonomía

Alrededor de la multiherramienta conviene añadir un puñado de elementos sencillos, que ya hemos mencionado en capítulos anteriores, pero que aquí cobran un sentido unificado:

- **Navaja robusta.** Mientras que la multiherramienta ofrece versatilidad, una navaja fija o plegable de calidad da seguridad en cortes más exigentes. Modelos como el Mora Companion, baratos pero extremadamente fiables, han demostrado ser capaces de tareas tan variadas como preparar leña, cocinar o improvisar reparaciones.
- **Cuerda de paracord 550.** Un clásico del equipamiento militar y civil: ligera, compacta y capaz de soportar 250 kg de tracción. Como ya vimos en el capítulo de refugio, permite montar lonas, asegurar estructuras y hasta improvisar un torniquete. Cada metro es en realidad siete hilos internos que sirven para coser, pescar o atar piezas pequeñas.
- **Cinta americana.** Pocas herramientas han salvado más situaciones que un simple rollo de cinta americana. Desde arreglar una zapatilla rota hasta sellar una ventana rota durante una tormenta, su utilidad es tan variada que se ha convertido en sinónimo de improvisación eficaz.
- **Bridas de nylon.** Pequeñas, ligeras y resistentes, permiten fijar cables, improvisar cierres o reforzar estructuras.
- **Encendedores fiables.** Un mechero Bic puede parecer poca cosa, pero como vimos en el capítulo de calor y refugio, encender un fuego seguro en invierno o prender un hornillo puede marcar la diferencia entre pasar la noche con frío o con seguridad.

Todas estas herramientas tienen en común lo mismo que hemos repetido al hablar de mochilas, kits o energía:

redundancia y práctica. No basta con tenerlas; hay que probarlas, usarlas en el día a día, integrarlas en rutinas.

Usos prácticos en escenarios reales

Un corte eléctrico en la ciudad puede dejar a una familia atrapada en casa. Con una multiherramienta de calidad se pueden cortar cartones para sellar ventanas, abrir envases, reparar una linterna que se ha soltado o ajustar el cierre de una puerta. En una evacuación rural, esa misma herramienta puede ayudar a cortar ramas para una hoguera, preparar comida en lata, reparar una rueda de bicicleta o improvisar un refugio con lona y cuerda.

Durante el huracán Sandy en 2012, muchas familias que contaban con kits de emergencia descubrieron que lo que más usaban cada día no eran las raciones liofilizadas ni los paneles solares, sino sus **herramientas básicas**: linternas, navajas, cinta y alicates. Lo pequeño resuelve lo cotidiano, y lo cotidiano es lo que sostiene la supervivencia.

Una lección de coherencia

La conclusión es simple y poderosa: las herramientas no son un lujo ni un añadido exótico, sino **la prolongación de nuestra capacidad de adaptación**. Así como el agua garantiza la vida, los alimentos la energía y la luz la calma, las herramientas aseguran la posibilidad de intervenir sobre el mundo material, de reparar, reforzar y crear soluciones improvisadas. Una multiherramienta fiable, una navaja robusta y un pequeño conjunto de recursos humildes pueden marcar la frontera entre sentirte víctima pasiva o actor activo de tu propia supervivencia.

Invertir en calidad aquí no es un capricho: es coherencia con todo lo visto en este manual. Al igual que no beberías agua contaminada ni confiarías en una linterna sin pilas, tampoco deberías dejar tu capacidad de improvisar en manos de aceros blandos y bisagras frágiles. Si algo caracteriza a los planes de autoprotección es la confianza en lo probado: mejor pocas herramientas de calidad que un arsenal barato que se desmorona al primer uso.

8.4. Comunicación en crisis (radios, dispositivos satelitales, señales)

En una emergencia, perder la capacidad de comunicarse es casi tan crítico como quedarse sin agua o sin calor. La información es vida: saber qué está ocurriendo, si la amenaza continúa o si ya ha pasado, dónde acudir en caso de evacuación, o cómo contactar con la familia para confirmar que está a salvo. Sin comunicación, la incertidumbre se multiplica, el miedo se extiende y las decisiones se vuelven más erráticas. Por eso, **todo plan de preparación debe contemplar sistemas de comunicación autónomos**, que no dependan de la fragilidad de la red eléctrica ni de la cobertura móvil.

Lo primero es entender que en una crisis grave los **teléfonos móviles no son de fiar.** Tras los atentados del 11-S en Nueva York, las redes colapsaron en minutos; durante el huracán Katrina, la infraestructura quedó inutilizada durante semanas; en el terremoto de Turquía de 2023, millones de personas no

pudieron llamar ni enviar mensajes a pesar de tener batería y
señal aparente. La saturación o el colapso físico de las antenas
convierte a los smartphones en linternas caras si no se han
previsto alternativas.

Radios de emergencia

La herramienta más básica y universal es la **radio portátil de
manivela o solar**, capaz de captar AM/FM y, en algunos modelos, frecuencias de emergencias meteorológicas (NOAA en
EE. UU., equivalentes locales en Europa). Estas radios permiten recibir boletines oficiales aunque la red eléctrica esté
caída y las pilas se hayan agotado. Modelos como el Kaito
KA500 o el Midland ER300 incluyen además linterna y cargador USB, convirtiéndose en un pequeño centro de resiliencia doméstica.

Su valor no es solo técnico, sino emocional: escuchar voces
humanas, noticias verificadas o incluso música en medio de
un apagón prolongado aporta un sentido de normalidad que
ayuda a sostener la moral familiar. Como vimos al hablar de
refugio y calor, la mente también necesita seguridad, y la radio
es un puente con el mundo exterior.

Walkie-talkies y radios PMR

Cuando las redes de telefonía caen, la comunicación más sencilla y directa vuelve a ser la más fiable: la radio. Dentro de
este campo, las **radios PMR446** se han convertido en un estándar en Europa porque son de uso libre —no requieren licencia— y ofrecen un alcance suficiente para la mayoría de
contextos familiares y comunitarios. Aunque sobre el papel
prometen hasta 10 kilómetros, la realidad es más modesta: en

entornos urbanos densos, con edificios y estructuras metálicas, la cobertura se reduce a 2 o 3 kilómetros; en zonas rurales abiertas, con buena visibilidad, pueden superar los 5 kilómetros. Puede parecer poco, pero es justo lo que se necesita para coordinar a una familia dispersa en un barrio, organizar la evacuación de un colegio o mantener comunicación entre vecinos cuando la red móvil está colapsada.

El secreto de las PMR no está en la tecnología, sino en la **disciplina de uso**. Muchas familias compran walkie-talkies como juguetes para excursiones, pero nunca los integran en protocolos serios. El resultado es caótico: todos hablan a la vez, nadie escucha, y la radio se convierte en un entretenimiento inútil. La preparación, en cambio, requiere establecer **reglas claras**: designar un canal familiar, asignar distintivos sencillos a cada miembro ("Padre", "Madre", "Casa", "Equipo 1"), definir qué mensajes son prioritarios ("Estoy bien", "Necesito ayuda", "Cambio de punto de reunión") y practicar breves simulacros. En la radio, la brevedad salva: cuanto menos tiempo se ocupa la frecuencia, más clara y eficiente es la comunicación.

Otro error común es confiar en modelos de juguete o en dispositivos de baja gama. Aunque los Motorola T82 o los Midland G9 ofrecen un rendimiento excelente para uso civil, hay multitud de walkies de imitación en el mercado con baterías débiles, plásticos endebles y antenas poco sensibles. Invertir en un equipo robusto, con carga por USB y baterías recargables intercambiables, garantiza que seguirán funcionando cuando más lo necesites. Y no basta con comprarlos: hay que **probarlos regularmente**, cargarlos de forma periódica y entrenar a todos los miembros de la familia en su manejo. En una crisis, encender un walkie por primera vez no es un entrenamiento: es un fracaso.

Así, las radios PMR no son un accesorio menor, sino un **eslabón intermedio esencial**: más fiables que el móvil en colapso, más accesibles que la comunicación satelital, y lo bastante sencillas como para integrarse en la rutina familiar. Quien ha practicado con ellas no solo mantiene un canal de voz abierto en una crisis, sino que experimenta la tranquilidad de saber que, aunque todo se apague, aún podrá decir y escuchar las palabras más importantes: *"Estoy aquí, estoy bien"*.

Comunicación satelital

Más allá de la radio local existe un nivel superior de seguridad: la **comunicación vía satélite**. Cuando no queda antena de móvil en pie, cuando las líneas terrestres han sido cortadas o cuando una catástrofe ha dejado incomunicada a una región entera, los satélites orbitando sobre nuestras cabezas siguen transmitiendo. Los dispositivos satelitales, como el **Garmin inReach Mini 2** o el **ZOLEO**, son pequeños terminales que permiten enviar y recibir mensajes de texto, compartir la ubicación GPS en tiempo real o emitir una señal de socorro con localización precisa a servicios de rescate internacionales.

Su utilidad va mucho más allá de la aventura en montaña. Tras el huracán María en Puerto Rico (2017), la red eléctrica y las telecomunicaciones colapsaron durante semanas. Quienes disponían de comunicación satelital no solo pudieron pedir ayuda, sino también algo igual de importante: informar a familiares en el exterior de que estaban vivos. En un contexto de apagón total, ese simple mensaje redujo la ansiedad, facilitó la organización de envíos de ayuda y permitió coordinar evacuaciones.

La comunicación satelital no es, sin embargo, un recurso universal. Los dispositivos requieren **suscripción mensual** para funcionar, y su coste es considerable. Tampoco son prácticos para un uso cotidiano: escribir un mensaje en un inReach no es como usar WhatsApp. Son, más bien, la **última línea de contacto**, diseñada para cuando todo lo demás falla. Por eso, no se recomienda que cada familia tenga uno como parte básica de su kit, pero sí que colectivos comunitarios, asociaciones de vecinos en áreas rurales, grupos de voluntariado o familias que viven en zonas especialmente aisladas los contemplen como parte de su plan de resiliencia avanzada.

Además, como cualquier equipo tecnológico, exigen **familiarización previa**. De nada sirve tener un terminal satelital si no se ha activado la suscripción, si no se conoce cómo enviar un mensaje preconfigurado o si nunca se ha probado su funcionamiento. Es recomendable registrarlos, configurar mensajes automáticos ("Estoy bien", "Necesito ayuda", "Regreso a casa"), y realizar simulacros periódicos para que no se conviertan en un objeto desconocido en el fondo de una mochila.

En última instancia, los dispositivos satelitales representan la culminación de la preparación en comunicaciones: permiten mantener un hilo de contacto con el mundo exterior incluso en escenarios de colapso total. No son para todos, pero sí para quienes buscan una resiliencia completa. Porque en un mundo donde todo puede fallar, la capacidad de enviar una señal al cielo y recibir respuesta es, literalmente, un salvavidas.

Señales visuales y sonoras

En el mundo digital es fácil olvidar que las formas más simples de comunicación siguen siendo, en muchos casos, las más eficaces. Cuando la batería del móvil se agota, cuando las radios no tienen alcance o cuando el ruido del entorno impide escuchar una voz, entran en juego las **señales visuales y acústicas**, herramientas tan antiguas como la propia supervivencia.

El **silbato de emergencia** es quizá el ejemplo más claro de esta sencillez poderosa. Un pequeño cilindro metálico, ligero como una moneda y del tamaño de un llavero, puede multiplicar la capacidad de pedir ayuda. Mientras que un grito humano se apaga rápidamente y desgasta la voz en cuestión de minutos, un silbato puede sonar más fuerte, más claro y durante horas sin agotar al emisor. Su sonido agudo atraviesa bosques, calles vacías o edificios en ruinas, y puede escucharse a cientos de metros, incluso en condiciones de viento o ruido ambiental. Por eso, en casi todos los manuales de la Cruz Roja y en protocolos de rescate de montaña, el silbato aparece como equipo obligatorio. Incluir uno en cada mochila de 24h o 72h, o en el llavero personal, no es un detalle accesorio: es un seguro de vida.

Junto al silbato, otros recursos visuales completan este lenguaje universal de señales. Un **espejo de señalización**, usado correctamente, puede reflejar la luz solar a varios kilómetros de distancia y guiar a equipos de rescate a una ubicación concreta. Su eficacia ha quedado probada en operaciones de montaña y en rescates aéreos: un destello breve y repetido es visible mucho antes que una persona moviéndose en el suelo.

De noche, una **linterna con función SOS intermitente** o incluso una simple linterna manual, movida rítmicamente, puede indicar presencia y pedir auxilio en zonas urbanas y rurales.

Tampoco conviene olvidar soluciones de un solo uso, como las **barras químicas luminosas** (glowsticks). Aunque no sustituyen a una linterna, su ventaja es que no necesitan batería ni combustible y pueden marcar un pasillo, una habitación o un punto de reunión durante varias horas. En un apagón prolongado, colocar una de estas luces en la entrada de la casa, en una escalera oscura o en la mochila de un niño aporta seguridad inmediata.

La clave está en la **redundancia y la universalidad**: un silbato no se descarga, un espejo no se estropea, una linterna SOS es entendida en cualquier cultura. Son recursos mínimos que caben en un bolsillo, pesan menos de 50 gramos y pueden salvar vidas.

En conclusión, así como el agua o la comida forman el núcleo físico de la preparación, las señales visuales y sonoras forman su núcleo comunicativo más primario. No importa si se vive en una ciudad con edificios altos o en un valle aislado: siempre habrá situaciones en las que gritar no baste, en las que un destello o un pitido repetido marquen la diferencia entre pasar desapercibido o ser localizado a tiempo. Por eso, todo kit —doméstico, de 24h, de 72h o EDC— debería llevar al menos un silbato metálico de emergencia. Puede parecer un detalle insignificante, pero en el silencio del desastre, un sonido claro y repetido puede ser la voz más fuerte que tengamos.

Errores frecuentes

El error más repetido es suponer que siempre habrá cobertura móvil. El segundo, confiar en radios o equipos nunca probados. Muchos kits familiares incluyen walkie-talkies o radios solares aún dentro de sus cajas originales: el día de la crisis no es momento para leer manuales. La tercera trampa es no prever energía para los equipos: un walkie sin pilas, una radio descargada o un satélite sin suscripción activa son tan inútiles como no tener nada.En situaciones de emergencia, la comunicación es un pilar fundamental para la supervivencia y la coordinación. Sin embargo, a menudo se cometen errores críticos que pueden dejar a individuos o grupos completamente aislados. El más frecuente y peligroso es suponer que siempre habrá cobertura móvil. Esta creencia errónea se basa en la omnipresencia de las redes en la vida cotidiana, olvidando que infraestructuras tan sensibles pueden colapsar o saturarse rápidamente ante una catástrofe natural, un evento a gran escala o incluso un fallo eléctrico prolongado. Depender exclusivamente del teléfono móvil en un escenario de crisis es una apuesta de alto riesgo que puede resultar en una incomunicación total cuando más se necesita.

El segundo error común radica en confiar en radios o equipos nunca probados. La adquisición de dispositivos de comunicación de respaldo es un paso positivo, pero su utilidad se anula si no se familiariza con ellos antes de la emergencia. Es una escena recurrente ver kits familiares de autoprotección que incluyen walkie-talkies, radios de manivela o solares, aún sellados en sus embalajes originales. El momento de la crisis, con la adrenalina y el estrés al máximo, no es el adecuado para leer manuales de instrucciones, buscar pilas compatibles o entender cómo sintonizar una emisora de radio. La práctica regular con estos equipos, la verificación de su funcionamiento y el conocimiento de sus limitaciones son pasos esenciales para asegurar su eficacia.

Finalmente, la tercera trampa, y no menos importante, es no prever energía para los equipos. Un walkie-talkie sin pilas, una radio descargada o un teléfono satelital sin una suscripción activa son tan inútiles como no tener ningún dispositivo de comunicación. La mejor radio del mercado se convierte en un pisapapeles si no tiene una fuente de energía. Es crucial pensar en opciones de recarga alternativas, como baterías de repuesto (preferiblemente recargables), cargadores solares portátiles, dinamos de manivela o incluso bancos de energía (power banks) cargados previamente. Además, en el caso de teléfonos satelitales, es vital asegurarse de que la suscripción de servicio esté activa y al día, ya que la inoperatividad por falta de pago anula por completo su propósito en una emergencia. La planificación energética debe ser tan meticulosa como la elección de los propios equipos de comunicación.

La comunicación como "red de seguridad"

Si unimos este capítulo con los anteriores, la lógica se hace evidente: el agua nos mantiene vivos, los alimentos nos sostienen, la energía nos da autonomía, pero la comunicación nos conecta con los demás. Sin ella, somos islas desconectadas en medio del caos. Con ella, podemos coordinarnos con la familia, colaborar con los vecinos, recibir instrucciones oficiales y tomar decisiones basadas en información real y no en rumores.

Preparar un sistema de comunicación en crisis significa **construir puentes antes de que se derrumben**. Una radio de manivela en la cocina, un par de walkies cargados junto a la mochila, un silbato en el llavero, y —si el contexto lo justifica— un dispositivo satelital en el kit avanzado. Con estas capas, se transforma la vulnerabilidad en seguridad, la soledad en cooperación, y la oscuridad informativa en claridad operativa.

Comunicar en una emergencia no es un lujo, sino un pilar tan esencial como el agua o la luz. Porque la resiliencia no solo se mide en litros de agua almacenados o kilovatios de energía, sino en la capacidad de decir y escuchar tres palabras fundamentales en medio de la crisis: *"estamos bien, seguimos juntos"*.

IX
Plan Familiar y Comunitario

Hasta ahora hemos visto cómo almacenar agua, mantener reservas de comida, proteger el hogar o asegurar energía alternativa. Todos estos elementos son pilares de la preparación, pero hay un punto crítico que, sin organización, puede hacer que todo ese esfuerzo se venga abajo: **la coordinación humana**. Una familia con despensa llena puede perderlo todo si evacúa de manera caótica; un vecindario con generadores y herramientas puede quedar paralizado si no sabe compartir y cooperar; una persona preparada puede convertirse en vulnerable si no tiene a quién avisar o con quién apoyarse.

Por eso, en emergencias, **la diferencia entre el desorden y la resiliencia no la marcan los recursos, sino la organización**. Un plan familiar claro multiplica las probabilidades de actuar con calma, evitar errores y reducir riesgos. Y cuando esa organización se amplía a los vecinos y a la comunidad, el resultado es un grupo capaz de sostenerse incluso cuando los servicios externos tardan horas o días en llegar.

Los organismos oficiales lo tienen claro. La **Protección Civil española** recomienda que todas las familias elaboren un plan de autoprotección con puntos de reunión, roles, contactos externos y simulacros periódicos. La **Cruz Roja** insiste en que la cooperación comunitaria reduce la vulnerabilidad colectiva mucho más que los esfuerzos aislados. La **FEMA** en Estados Unidos llega a proporcionar plantillas listas para rellenar con datos familiares, contactos de emergencia y protocolos de evacuación. El mensaje común es evidente: **prepararse no es solo acumular, es organizarse**.

Este capítulo te guiará en esa dirección. Veremos cómo repartir responsabilidades dentro de la familia para evitar duplicidades y olvidos; cómo diseñar un plan de evacuación con puntos de encuentro seguros dentro y fuera del hogar; cómo activar redes vecinales que multipliquen los recursos disponibles; y, sobre todo, cómo cultivar una mentalidad de cooperación frente al aislamiento. Porque la experiencia demuestra que en los desastres reales **sobreviven mejor los grupos organizados que los individuos solitarios**.

En definitiva, aquí aprenderás que la verdadera preparación no se mide solo en litros de agua o kilovatios de energía, sino en **planes claros, roles definidos y la capacidad de coordinarse con otros**. Ese es el tejido invisible que convierte a las familias y comunidades en auténticas redes de resiliencia.

9.1. *Organización doméstica en crisis: roles y responsabilidades*

Cuando una emergencia golpea, el primer enemigo no suele ser la falta de recursos, sino el **caos interno**. La tensión, el miedo y la incertidumbre hacen que las personas actúen sin coordinación: varios intentan hacer lo mismo al mismo tiempo, nadie se ocupa de lo urgente, o todos esperan instrucciones que nunca llegan. Esta desorganización es tan peligrosa como la propia amenaza, porque retrasa las respuestas críticas —cortar el gas, recoger el botiquín, avisar a un vecino vulnerable— y convierte minutos vitales en minutos perdidos.

La manera de contrarrestar ese caos es **anticiparse con un plan doméstico claro**, donde cada miembro de la familia sepa qué debe hacer y cuándo. No se trata de imponer jerarquías rígidas, sino de repartir responsabilidades de manera lógica, para que las tareas fluyan sin duplicaciones ni olvidos. Así como en capítulos anteriores hemos visto que una mochila organizada o un botiquín completo evitan improvisaciones peligrosas, aquí el objetivo es lo mismo pero aplicado a las personas: que cada miembro sea un recurso activo, no un obstáculo más en medio de la crisis.

Roles básicos en la familia

En una crisis, la reacción natural suele ser el desorden. El miedo y la tensión llevan a que todos intenten hacer algo al mismo tiempo, o a que nadie actúe esperando instrucciones que nunca llegan. Esa confusión convierte tareas simples —como cerrar la llave del gas, buscar la linterna o llamar a emergencias— en un caos de segundos perdidos que pueden marcar la diferencia. La mejor manera de evitarlo es que cada persona sepa de antemano qué debe hacer, cuándo y cómo.

El primer elemento de este esquema es el **coordinador familiar**. No se trata de un jefe que ordena, sino de un referente que centraliza las decisiones. Su función es valorar la situación, activar el plan cuando sea necesario y dar la señal de inicio para que los demás actúen sin contradicciones. La calma y la claridad en los primeros minutos de una emergencia dependen en gran medida de que haya alguien capaz de dirigir la energía del grupo en una dirección común.

A partir de ahí, el resto de tareas deben distribuirse de manera lógica y asumible. Una persona debe encargarse de los suministros: gas, electricidad y agua son fuentes frecuentes de riesgo en cualquier crisis y necesitan atención inmediata. Otro miembro tiene que hacerse responsable de la comunicación: mantener cargados los teléfonos, encender la radio de emergencia, avisar a familiares externos o coordinarse con vecinos. En paralelo, cada persona debería ser responsable de su propia mochila o kit, de modo que nadie cargue con el peso de recordar lo de todos. Finalmente, si en la casa viven niños, mayores o dependientes, debe haber un adulto asignado de manera explícita a su cuidado.

Un error habitual es pensar que estas tareas "ya se improvisarán" llegado el momento. En realidad, la improvisación es terreno fértil para discusiones, olvidos o bloqueos. También es común que siempre la misma persona cargue con todas las responsabilidades, lo que no solo la sobrecarga, sino que vuelve al grupo frágil: si esa persona no está en casa, el plan entero se tambalea. Por eso, además de repartir funciones, conviene prever sustitutos y practicar rotaciones periódicas en crisis largas, para que todos sepan hacer lo esencial y nadie se agote.

Imaginemos un ejemplo sencillo. Durante un apagón nocturno, la madre da la señal como coordinadora: el padre corta el gas y revisa el cuadro eléctrico, el hijo mayor recoge la mochila familiar y comprueba el botiquín, mientras la hija pequeña permanece junto a la madre sin separarse. Todo ocurre en cuestión de minutos porque el protocolo está interiorizado y cada uno entiende su papel. Sin ese reparto, el apagón podría haber derivado en discusiones, pasos en falso y un tiempo precioso desperdiciado en la oscuridad.

Ejercicio recomendado: organiza una reunión familiar y reparte tres funciones críticas: cortar suministros, preparar mochilas y mantener comunicación externa. Haz un simulacro de 15 minutos en el que el coordinador dé la señal y cada uno cumpla su tarea. Al finalizar, comenta qué salió bien y qué necesita mejorar. Con cada práctica, el tiempo de reacción será menor y la confianza en el plan mayor.

Una familia preparada no es la que acumula más linternas o más agua, sino la que ha aprendido a funcionar como un pequeño equipo. Cuando cada miembro sabe qué hacer, el hogar deja de ser un espacio vulnerable y se convierte en un refugio organizado capaz de resistir con serenidad la presión de cualquier emergencia.

9.2. Plan de evacuación y puntos de encuentro

Cuando ocurre una catástrofe, el caos no se mide solo en destrucción material, sino en desorganización humana. La experiencia demuestra que muchas víctimas no fallecen por la amenaza inicial —el fuego, el agua o el temblor—, sino por errores durante la evacuación: personas que salen a lugares inseguros, familias que se separan sin saber cómo reencontrarse, comunidades enteras atrapadas en atascos por falta de rutas alternativas. La diferencia entre la supervivencia y la tragedia no está solo en los recursos materiales, sino en haber practicado de antemano un plan de evacuación estructurado.

Los organismos oficiales coinciden en esta idea. La **Protección Civil española** incluye en su *Guía de Autoprotección Familiar* la recomendación de establecer al menos tres puntos de encuentro: uno dentro de la vivienda, otro en las inmediaciones del barrio y un tercero fuera de la localidad. La **FEMA** en Estados Unidos va más allá y proporciona plantillas impresas de *Family Emergency Communication Plan*, que cada familia puede rellenar con direcciones, rutas y teléfonos de emergencia. Por su parte, la **Cruz Roja Internacional** insiste en que un plan de evacuación no es un documento aislado, sino un proceso vivo que debe revisarse cada seis meses y practicarse mediante simulacros.

El método más usado a nivel internacional para planificar evacuaciones es el de las **rutas escalonadas**: primero un punto de reunión interno (por ejemplo, el salón o un patio central en caso de terremoto), luego un punto de encuentro cercano y accesible a pie (como una plaza o un colegio del barrio), y finalmente un punto de referencia externo en otra localidad, habitualmente la casa de un familiar o amigo. Este esquema escalonado, recomendado por el **National Disaster Education Coalition** en EE. UU. y adaptado también en Europa, evita que la familia dependa de un solo destino y asegura que siempre exista una alternativa incluso si una ruta queda bloqueada.

Además de los puntos, es fundamental definir **rutas alternativas y planes de transporte**. Los expertos en gestión de emergencias de la **European Emergency Number**

Association (EENA) advierten que en ciudades grandes los atascos tras una evacuación masiva pueden triplicar los tiempos de desplazamiento previstos. Por eso, conviene tener un plan A, B y C, incluyendo caminos secundarios, salidas por carreteras rurales o incluso rutas a pie. En comunidades rurales, la **Agencia Federal Alemana de Protección Civil (BBK)** recomienda también identificar refugios climáticos o instalaciones públicas seguras (polideportivos, centros comunitarios) como puntos intermedios donde reagruparse.

Un aspecto clave que señalan psicólogos especializados en emergencias, como **Erik Auf der Heide** en su clásico estudio *Common Misconceptions about Disasters*, es la importancia del **ensayo previo**. Muchas familias creen que con "hablar del plan" es suficiente, pero en la práctica, los nervios y la desorientación anulan la memoria. Solo caminar la ruta con los niños, calcular tiempos, enseñarles a identificar señales de referencia y practicar qué hacer si se separan garantiza que el plan sea usable en una situación real.

Imaginemos un caso: durante la tormenta Filomena en 2021, muchas familias madrileñas tuvieron que reorganizar su movilidad por calles bloqueadas. Aquellas que habían previsto rutas a pie alternativas, con puntos de encuentro fuera de casa, lograron reagruparse y ayudarse mutuamente. Las que dependían únicamente del coche o del GPS del móvil quedaron atrapadas durante horas en medio del colapso.

Ejercicio recomendado: dibuja un plano sencillo de tu casa y barrio, marca en él los tres niveles de puntos de encuentro y escríbelos también en tarjetas plastificadas junto con teléfonos de emergencia. Practica con tu familia un recorrido hasta el punto externo inmediato (plaza, colegio, parque), cronometra el tiempo y anota obstáculos o dificultades. Repite este simulacro al menos dos veces al año, como aconsejan FEMA y Cruz Roja, para que todos los miembros —incluidos los niños— puedan reaccionar casi de forma automática en una situación real.

9.3. *Redes de apoyo vecinal y comunitario*

En la mayoría de las emergencias reales, la primera ayuda no llega de las instituciones, sino de la propia comunidad. Los vecinos son quienes sacan a alguien de un edificio en llamas, quienes comparten agua durante un apagón, quienes limpian una calle bloqueada por nieve o reparten medicación a los más vulnerables. Esta realidad, confirmada en innumerables catástrofes, enlaza directamente con uno de los principios de la **salud comunitaria**: la resiliencia colectiva se construye desde los vínculos cercanos, no desde estructuras lejanas.

La teoría de la salud comunitaria, desarrollada en gran medida a partir de la **Declaración de Alma-Ata (OMS, 1978)**, insiste en que la salud no depende únicamente de servicios médicos, sino de la capacidad de las comunidades para organizarse, cuidarse y actuar juntas frente a amenazas comunes. Esa lógica se aplica de forma directa a la preparación para emergencias: una familia aislada puede tener recursos, pero una comunidad organizada multiplica esos recursos y los transforma en un sistema de protección compartido.

Organizarse a nivel vecinal implica dar un paso más allá del plan familiar. El primer ejercicio útil es elaborar un **mapa de**

recursos comunitarios: quién tiene un generador, quién dispone de un botiquín completo, quién conduce un 4x4, quién posee conocimientos de primeros auxilios. Este mapeo, que se usa en programas de promoción de la salud y desarrollo comunitario, convierte un grupo de vecinos en una red donde cada recurso cuenta. En un apagón, saber quién tiene una radio de dinamo puede ser tan decisivo como disponer de agua embotellada.

La comunicación es el segundo pilar. En tiempos normales, un grupo de WhatsApp basta; en emergencias más graves, las radios PMR permiten mantener la coordinación incluso cuando la red móvil falla. Lo importante no es la tecnología en sí, sino establecer protocolos previos: qué canal usar, qué mensajes son prioritarios, quién da la señal de alarma. La **Cruz Roja Internacional**, en sus programas de *comunidades resilientes*, insiste en que la preparación no es solo disponer de medios, sino ensayar el modo en que esos medios se comparten y se ponen al servicio de todos.

El tercer paso es asignar roles comunitarios. Igual que en el hogar se reparten responsabilidades, en el vecindario alguien puede coordinar la vigilancia de accesos, otro la gestión de alimentos, otro el cuidado de mayores o dependientes. Esta lógica, inspirada en el modelo de **participación comunitaria en salud pública**, permite que el peso de la emergencia no recaiga en unos pocos, sino que se reparta, evitando el agotamiento y fortaleciendo los lazos sociales.

El trasfondo es claro: lo que en sanidad llamamos **determinantes sociales de la salud** (vivienda, cohesión social, redes de apoyo) se convierten en determinantes de supervivencia en una crisis. Una comunidad cohesionada afronta mejor una inundación, un corte eléctrico o una pandemia que un conjunto de familias aisladas y desconfiadas entre sí. Durante la nevada Filomena en Madrid, por ejemplo, fueron los propios vecinos quienes organizaron brigadas de limpieza de calles, compartieron alimentos y apoyaron a mayores antes de que llegaran los servicios públicos. Esa es la salud comunitaria en acción: capacidad colectiva de respuesta.

Ejercicio recomendado: organiza una reunión informal con tus vecinos. Elaborad juntos un listado de recursos útiles disponibles en el edificio o la calle (generadores, radios, botiquines, vehículos). Creen un grupo de comunicación común y fijen un punto de reunión vecinal en caso de emergencia. Ese primer paso, sencillo pero concreto, es la semilla de una red comunitaria de apoyo.

9.4. *La importancia de la cooperación frente al aislamiento*

El imaginario popular, alimentado por novelas y películas, suele ensalzar la figura del "superviviente solitario": alguien fuerte, autosuficiente, capaz de enfrentarse al caos sin depender de nadie. La realidad, sin embargo, contradice ese mito. En emergencias reales, son los grupos organizados —familias, comunidades, barrios— los que mejor resisten, mientras que los individuos aislados suelen ser los más vulnerables. La cooperación no es un añadido opcional: es el recurso más poderoso para transformar el miedo en resiliencia.

Desde la perspectiva de la **resiliencia comunitaria**, definida por Norris y colaboradores (2008) como la capacidad de un grupo para absorber impactos, reorganizarse y salir fortalecido tras una crisis, la cooperación cumple cuatro funciones básicas: multiplica los recursos, distribuye las tareas, ofrece seguridad colectiva y proporciona apoyo emocional. Ninguno de estos aspectos puede ser sustituido de manera individual. Una persona sola puede almacenar comida, pero una red organizada asegura que los alimentos lleguen también a los más vulnerables. Un individuo puede tener conocimientos de primeros auxilios, pero solo una comunidad coordinada puede organizar turnos, compartir herramientas y mantener vigilancia constante durante días.

La evidencia lo confirma. Durante la **tormenta Filomena en Madrid (2021),** los servicios oficiales tardaron días en despejar calles y distribuir recursos. Fueron las comunidades vecinales quienes, de manera espontánea, organizaron brigadas de limpieza, coordinaron cadenas de distribución de alimentos y ofrecieron apoyo a personas mayores atrapadas en sus casas. Algo similar ocurrió tras el huracán Katrina en Nueva Orleans (2005), donde las redes comunitarias informales jugaron un papel decisivo antes de que llegara la ayuda estatal. Estos ejemplos ilustran un principio básico de la salud pública y la gestión de desastres: **nadie se salva solo.**

La cooperación también tiene un fuerte componente emocional. El miedo y el aislamiento son detonantes de pánico y malas decisiones. Compartir tareas, hablar con otros, sentir apoyo cercano, reduce la ansiedad y ayuda a mantener la claridad en momentos críticos. Este es uno de los principios que subraya la **Cruz Roja Internacional** en sus programas de intervención psicosocial: la resiliencia se construye tanto desde los recursos materiales como desde la cohesión social.

El aislamiento, por el contrario, aumenta la vulnerabilidad. Creer que una familia puede sobrevivir indefinidamente cerrada sobre sí misma es una ilusión peligrosa. Ningún hogar acumula todos los recursos necesarios, y el agotamiento físico y psicológico termina por desgastar incluso a los más preparados. La cooperación permite repartir cargas, compartir saberes y multiplicar la seguridad. Una comunidad vigilante disuade más que una familia sola, y una red de apoyo reduce mucho más rápido la exposición al peligro que cualquier esfuerzo individual.

Ejercicio recomendado: durante una semana, organiza en tu edificio o vecindario una pequeña "red de cooperación". Intercambia con un vecino un recurso básico —pilas, alimentos, medicamentos— y evalúa cómo cambia la percepción de seguridad al compartir. Discute después qué ocurriría si la emergencia durara varios días y qué acuerdos sería necesario establecer para gestionar en común los recursos.

La fortaleza en emergencias no está solo en los recursos individuales, sino en la **organización familiar y la cooperación comunitaria**. Prepararse en red es la verdadera clave de resiliencia.

La preparación no termina en el almacén de agua o en la mochila de 72 horas. Todo eso es inútil si, en el momento de la verdad, la familia se dispersa sin rumbo o la comunidad permanece aislada en lugar de cooperar. Lo que realmente marca la diferencia en una emergencia es la **capacidad de organizarse**: saber quién hace qué, adónde dirigirse, cómo comunicarse y cómo apoyarse mutuamente. La planificación familiar y comunitaria es el tejido invisible que convierte un conjunto de recursos en una verdadera red de resiliencia.

Las instituciones internacionales son unánimes en este punto. La **Protección Civil**, la **Cruz Roja** y la **FEMA** coinciden en que los planes familiares escritos, los simulacros periódicos y las redes vecinales son tan importantes como tener agua o un botiquín. La experiencia de crisis recientes —desde Filomena en Madrid hasta las grandes inundaciones europeas de 2021— confirma que los grupos que entrenaron juntos respondieron con mayor eficacia que aquellos que confiaron en la improvisación.

Un plan doméstico bien diseñado no solo protege a los miembros de la familia: es también un acto de cuidado comunitario. Cada vecino que corta su gas a tiempo, cada familia que sabe adónde reunirse, cada grupo que organiza una red de apoyo, suma una capa más de seguridad al conjunto. En ese sentido, la preparación no es un esfuerzo individualista, sino una responsabilidad compartida que nos recuerda una verdad sencilla: **la resiliencia es social o no es resiliencia en absoluto.**

Con este capítulo cerramos la parte dedicada a la organización humana en emergencias. En el siguiente avanzaremos hacia otro pilar fundamental de la preparación: la gestión de escenarios potenciales susceptibles de aplicar los conocimientos adquiridos (cap. 10), porque tan importante como tener planes y recursos es mantener la calma, la claridad y la fortaleza mental para ponerlos en práctica cuando más se necesitan.

X
Escenarios Prácticos

Hasta ahora hemos visto qué recursos necesitamos, cómo organizarlos y cómo planificar con familia y comunidad. Sin embargo, la verdadera prueba llega cuando la emergencia ocurre de verdad. Un plan bien escrito es inútil si no se traduce en acciones concretas bajo presión. Este capítulo te ayudará a visualizar cómo aplicar todo lo aprendido en situaciones críticas reales.

Los escenarios que se presentan —apagón prolongado, inundaciones, incendios, escasez de suministros y evacuación forzada— son algunos de los más frecuentes en Europa según datos de la Protección Civil de la UE. Cada uno tiene su dinámica particular, pero todos comparten una constante: los primeros minutos marcan la diferencia entre el caos y la calma.

10.1. Apagón prolongado

Un apagón general no significa solo quedarse sin luz. La electricidad sostiene el agua corriente, el transporte, la comunicación, la cadena de frío de alimentos y hasta los sistemas de calefacción. En pocas horas, la ciudad cambia de ritmo: los ascensores se detienen, los semáforos colapsan el tráfico, las tiendas no pueden cobrar con datáfonos, y la gente entra en pánico al no tener información.

Los informes de **Protección Civil de la UE** y de la **FEMA** reconocen los apagones prolongados como uno de los riesgos

más probables en entornos urbanos modernos. La clave no
es esperar a que vuelva la luz, sino activar un plan que permita
mantener seguridad, calma y autonomía durante horas o incluso días.

Caso práctico:

Son las siete de la tarde de un martes laborable. Estás en casa
preparando la cena cuando, de repente, todo se apaga. No
funciona la vitrocerámica, ni las luces, ni la televisión. Piensas
primero en un corte breve, pero al asomarte ves que la calle
también está a oscuras. Ya no hay duda: es un apagón general.

Siguiendo lo aprendido en tu plan familiar, lo primero que
haces es **encender una linterna frontal**, no una vela, para
evitar incendios. Reúnes a tu familia en el salón, el espacio que
habéis definido como **punto seguro interno**. Allí tienes a
mano la **mochila de 72h** y el **kit básico doméstico**.

Lo siguiente es **activar la comunicación**. Sacas la radio de
dinamo que habías revisado en el último simulacro. Tras unos
minutos, escuchas que Protección Civil confirma una avería
masiva en la red eléctrica que podría durar al menos 12 horas.
Esto cambia el escenario: no se trata de esperar unos minutos,
sino de **entrar en modo autonomía controlada**.

Ahora empiezas a aplicar los recursos preparados:

- **Agua (Cap. 2)**: Sabes que sin electricidad pueden fallar las bombas que suben el agua a los pisos altos. Decides llenar la bañera con un **Aquapod Kit** para tener 300 litros disponibles en caso de que el corte se prolongue. Además, cada miembro tiene su botella personal preparada.

- **Alimentos (Cap. 3)**: Revisas tu despensa organizada con la regla **FIFO**. Eliges conservas y pan de molde, evitando abrir congelador o nevera para no perder frío. Tienes también barritas energéticas y alguna ración liofilizada, aunque no será necesario todavía.
- **Refugio y calor (Cap. 7)**: Es invierno. Cierras persianas y concentras a la familia en una sola habitación, donde tenéis mantas y sacos de dormir listos. Esto reduce la pérdida de calor y mejora el confort psicológico.
- **Energía e iluminación (Cap. 8)**: Conectas un powerbank al móvil para mantenerlo cargado. Sabes que las redes pueden saturarse, así que defines un protocolo: mensajes cortos a familiares externos para informar, luego el móvil en modo avión salvo cada hora.
- **Salud y cuidados (Cap. 6)**: Tienes el botiquín a mano. Uno de los niños está resfriado y aprovechas para medir la fiebre con el termómetro digital, evitando complicaciones.
- **Seguridad en el hogar (Cap. 5)**: Cierras bien la puerta principal y aseguras ventanas. Un apagón prolongado puede aumentar robos oportunistas. La iluminación exterior de sensor no funciona, pero tú colocas una linterna LED apuntando hacia la ventana como disuasión.
- **Plan familiar y comunidad (Cap. 9)**: Cada miembro cumple su rol: uno vigila la radio, otro organiza las linternas, otro se encarga de los niños. Además, contactas con el grupo vecinal de mensajería: algunos se ofrecen

a vigilar el garaje, otros reparten velas y pilas. El apoyo comunitario reduce tensión y genera confianza.

La noche avanza. Mientras algunos vecinos corren nerviosos buscando velas o intentando salir en coche sin semáforos, tu familia se mantiene tranquila. Tenéis agua, comida, calor y comunicación. La diferencia no está en la suerte, sino en haber integrado todos los pasos del manual en un plan práctico.

Cuando a la mañana siguiente vuelve la electricidad, no solo no habéis sufrido, sino que el apagón se convierte en un **ejercicio real de entrenamiento**: revisáis lo que funcionó, lo que faltó y lo que se puede mejorar en el kit.

Autoevaluación del Aprendizaje práctico

La respuesta a estas preguntas marca el nivel real de tu preparación. Un apagón prolongado es el escenario ideal para comprobar la eficacia de tu preparación:

- ¿Tu kit básico estaba accesible?
- ¿Tu familia sabía qué hacer sin que tú dieras todas las órdenes?
- ¿Tenías energía y agua suficiente para más de 12h?
- ¿Conectaste con vecinos o actuaste de forma aislada?

10.2. Inundaciones

Las inundaciones son uno de los desastres más comunes en Europa y, según la **Comisión Europea**, el fenómeno natural que más muertes y desplazamientos provoca en el continente.

Lo peligroso no es solo el agua en sí, sino todo lo que trae consigo: contaminación de redes de agua potable, riesgo eléctrico, imposibilidad de transporte, y daños emocionales por la pérdida repentina de seguridad.

La clave no es luchar contra el agua, sino **anticiparse y actuar con calma**, aplicando medidas de autoprotección que ya deberían estar previstas en casa y en la comunidad.

Caso Práctico:

Lleva tres días lloviendo intensamente. El río cercano a tu barrio empieza a desbordarse y Protección Civil emite un aviso de inundación. Sabes que no es momento de esperar a ver qué pasa: activas tu **plan familiar de crisis (Cap. 9)**. Lo primero es reunir a todos en el salón y explicar la situación para reducir la ansiedad.

Sigues las pautas de seguridad del hogar (Cap. 5): desconectas la electricidad desde el cuadro general para evitar cortocircuitos, y cierras la llave de gas. Luego elevas electrodomésticos pequeños y enseres a zonas altas. Los documentos importantes ya estaban en bolsas estancas dentro de la **mochila de 72h (Cap. 4)**, junto con la ropa y la radio.

Piensas en el **agua potable (Cap. 2)**: al haber riesgo de contaminación del suministro urbano, decides llenar las garrafas vacías y desplegar el **Aquapod Kit en la bañera**, asegurando 300 litros de agua limpia. Además, incluyes pastillas potabilizadoras en las mochilas por si necesitas consumir agua de fuentes no seguras.

En cuanto a **alimentos (Cap. 3)**, preparas conservas, barritas energéticas y raciones liofilizadas que no requieren refrigeración. Todo está listo para tres días fuera de casa.

Con el agua subiendo en la calle, llega la orden oficial de evacuación. No dudas ni intentas salvar objetos pesados: sigues el protocolo. Cada miembro coge su mochila, la persona asignada corta la luz y todos os dirigís al punto de encuentro definido en el **plan de evacuación (Cap. 9.2)**. Camináis por la ruta segura, evitando calles bajas y recordando la regla: **nunca entrar en aguas que superen la rodilla** ni atravesar corrientes.

Ya en el refugio temporal, tu familia mantiene la calma porque sabéis qué hacer. Sacas las mantas térmicas (Cap. 7) y repartes una barrita energética a cada uno. Mientras tanto, algunos vecinos llegan desorientados, mojados y sin ropa de recambio. Tú ofreces apoyo porque preparaste ropa y toallas extra en tu kit. La **cooperación (Cap. 9.4)** crea confianza y reduce el miedo colectivo.

Cuando la lluvia cesa y se permite regresar a casa, el impacto emocional es fuerte: calles cubiertas de barro, electrodomésticos dañados, olores de humedad. Sin embargo, el golpe no es caos absoluto: tus documentos y lo esencial estaban protegidos, la familia mantuvo el calor y el agua segura, y la evacuación fue ordenada. La diferencia no estuvo en la magnitud del desastre, sino en tu capacidad de **aplicar lo entrenado con disciplina.**

Autoevaluación del Aprendizaje práctico

La experiencia de una inundación enseña que la improvisación es el mayor riesgo:

- ¿Tuviste agua segura sin depender del grifo?
- ¿Estaban tus documentos y equipos en bolsas impermeables?
- ¿Todos sabían la ruta de evacuación y el punto de encuentro?
- ¿Llevabas ropa seca y refugio portátil para el primer día?

Responder "sí" a estas preguntas marca la diferencia entre evacuar con seguridad o quedar atrapado en la confusión.

10.3. Incendio urbano o forestal

El fuego es quizá el escenario más implacable de todos. No da segundas oportunidades, avanza rápido y deja poco margen para la improvisación. En la ciudad, los incendios suelen estar ligados a fallos eléctricos, explosiones de gas o propagación en edificios con materiales inflamables. En el campo o zonas rurales, un foco puede convertirse en un frente incontrolable en cuestión de minutos si hay viento y sequedad ambiental.

Los organismos de **Protección Civil de la UE** y la **Cruz Roja** coinciden en que la regla básica es clara: **ante el fuego, evacuar con rapidez**. No se trata de salvar la casa, sino de salvar la vida.

Caso Práctico:

Es de madrugada. El detector de incendios (Cap. 5.1) empieza a sonar y un olor a humo invade el pasillo. Sabes que no hay tiempo para dudar. Lo primero es **activar el protocolo familiar (Cap. 9.1)**: despiertas a todos, cada uno toma su mochila de 72h (Cap. 4.2), y os dirigís hacia la salida. Nadie se entretiene con objetos pesados o de valor; los documentos importantes ya estaban preparados en bolsas impermeables dentro de la mochila.

Sigues la regla de seguridad: nunca el ascensor, siempre las escaleras. Al salir del edificio, vais directamente al **punto de encuentro externo (Cap. 9.2)** definido en el plan. Allí compruebas que todos los miembros están presentes. Una vecina está desorientada y sin zapatos; le prestas un par de chanclas que guardabas de repuesto en la mochila, demostrando cómo los **pequeños detalles en el kit (Cap. 6.1)** marcan la diferencia en la práctica.

Si el incendio es forestal, el escenario cambia pero la lógica es la misma: la radio de emergencia (Cap. 8.4) alerta de un frente de fuego a pocos kilómetros. La autoridad ordena evacuar. No pierdes tiempo discutiendo: cierras persianas, desconectas el gas y coges las mochilas de 72h. La ruta de evacuación ya estaba ensayada, así que conduces directamente hacia la carretera segura, evitando pistas forestales o caminos secundarios.

En ambos casos, la preparación previa marca la diferencia: tienes linternas frontales para moverte en la oscuridad (Cap. 8.2), agua y barritas energéticas para mantener la calma de los niños (Cap. 2 y 3), y una radio autónoma para seguir la evolución del fuego. Una vez en el refugio temporal, sacas las

mantas térmicas (Cap. 7.1) y organizas a la familia. Mientras
algunos llegan con lo puesto, tú mantienes control porque el
**plan estaba escrito, ensayado y guardado en la memoria
de todos.**

Autoevaluación del Aprendizaje práctico

Un incendio enseña que **los minutos iniciales lo son todo**:

- ¿Tienes detectores de humo instalados y revisados?
- ¿Tus mochilas de evacuación están listas para coger en
segundos?
- ¿Todos los miembros saben la ruta de salida y el punto
de encuentro?
- ¿Sabes cortar gas y electricidad antes de salir?

Responder afirmativamente es la diferencia entre salir con seguridad o quedar atrapado en la confusión.

10.4. Escasez de suministros

La escasez de suministros rara vez ocurre de un día para otro.
Suele empezar con retrasos en entregas, lineales medio vacíos
y precios en subida. Sin embargo, cuando el problema estalla,
las escenas se repiten: supermercados abarrotados, discusiones por el último paquete de arroz y personas que compran
sin control lo primero que encuentran. El riesgo aquí no es
solo quedarse sin comida o agua, sino el **caos social que genera la percepción de falta.**

Organismos como la **Comisión Europea** y la **FEMA** insis-
ten en la necesidad de que cada familia tenga reservas para al

menos 7 días, precisamente para evitar depender del mercado en momentos críticos. La clave es la **planificación previa**: despensa rotativa (Cap. 3.1), alimentos de larga duración (Cap. 3.2) y reservas estratégicas (liofilizados, MRE).

Caso Práctico:

Es viernes por la tarde. Vas al supermercado habitual y notas algo extraño: los pasillos de pasta y arroz están casi vacíos, la gente llena carritos con agua embotellada y conservas, y algunos empiezan a discutir en la cola. Rumores de problemas logísticos circulan en redes sociales. La situación podría empeorar en cuestión de horas.

Mientras muchos compran compulsivamente, tú no sientes prisa. En casa ya tienes tu **despensa organizada con regla FIFO (Cap. 3.1)**: 30 latas de conservas, paquetes de arroz, pasta y legumbres secas. Además, cuentas con **20 litros de agua rotativa** y **10 litros en botellas de larga duración (Cap. 2.1)**. Lo más importante: sabes exactamente cuánto tiempo te cubren tus reservas, porque lo calculaste en el **Cap. 2.3**.

No vuelves a casa con un carro improvisado, sino con lo justo para completar huecos: dos botes de leche en polvo y un paquete de barritas energéticas para los kits portátiles. De este modo, mientras otros gastan dinero y energía en compras desordenadas, tú mantienes la calma.

En la semana siguiente, cuando la escasez se hace evidente y los supermercados limitan la compra de productos básicos, tu familia sigue comiendo con normalidad. Alternas **conservas con alimentos secos**, complementas con **raciones**

liofilizadas (Cap. 3.2) y distribuyes el consumo de agua de forma controlada. Al mismo tiempo, contactas con el grupo vecinal (Cap. 9.3): algunos vecinos tienen pan casero, otros comparten fruta de huerto. La **cooperación comunitaria** permite mantener una dieta variada y reducir tensiones.

Mientras tanto, otras familias pasan horas haciendo colas bajo estrés, con recursos limitados y sin garantías de abastecimiento. La diferencia no está en el supermercado, sino en la preparación previa.

Autoevaluación del Aprendizaje práctico

La escasez enseña que la **seguridad alimentaria no se improvisa**:

- ¿Tienes una despensa rotativa organizada o dependes del supermercado cada dos días?
- ¿Guardas alimentos de larga duración para cubrir emergencias prolongadas?
- ¿Sabes calcular cuántos días puedes alimentar a tu familia con lo que tienes hoy mismo?
- ¿Formas parte de una red comunitaria de apoyo para compartir recursos?

10.5. Evacuación forzada

De todos los escenarios, la evacuación forzada es el más emocionalmente duro: abandonar tu casa, quizá sin volver a verla igual, cargando solo lo que puedes llevar. Puede deberse a un incendio forestal, una fuga química, un terremoto con riesgo de réplicas o disturbios graves. La **Protección Civil** lo describe como un escenario de alta presión, donde los minutos iniciales deciden entre salir con seguridad o quedar atrapados.

Aquí el tiempo no se invierte en pensar qué llevar, sino en **ejecutar lo preparado**. La diferencia está en haber practicado antes: mochilas listas, roles familiares claros y rutas de evacuación ensayadas.

Caso Práctico:

Es de madrugada. Suena la alerta de Protección Civil en el móvil: "Evacuación inmediata por riesgo de incendio". No hay tiempo que perder. En casa se activa el protocolo familiar (Cap. 9.1): cada miembro toma su **mochila de 72h (Cap. 4.2)**, preparada desde semanas atrás. La persona asignada corta gas y electricidad (Cap. 5.1), otro se asegura de coger a la mascota con su kit específico (agua, comida, correa). Nadie corre, nadie grita: todos saben qué hacer porque lo practicaron en un simulacro dos meses antes.

Al salir, evitáis el ascensor, bajáis por la escalera y vais al **punto de reunión externo (Cap. 9.2)**. Desde allí, os dirigís juntos al coche. La radio portátil (Cap. 8.4) da información en tiempo real sobre carreteras cortadas, y gracias al mapa impreso (Cap. 4.3) escogéis la ruta alternativa ya prevista.

Durante el trayecto, ves cómo algunos vecinos intentan cargar coches con muebles o electrodomésticos, retrasando su salida. Otros corren desorientados con bolsas improvisadas. Tú, en cambio, llevas lo esencial: agua, alimentos de larga duración (Cap. 3), mantas térmicas (Cap. 7), botiquín con medicación (Cap. 6.5), linternas y documentos impermeabilizados. No sobra nada, pero tampoco falta lo vital.

Una vez en el refugio temporal, la organización se pone a prueba. Allí, el **apoyo comunitario (Cap. 9.3)** marca la diferencia: compartes barritas energéticas con un vecino que llegó sin comida, y otro ofrece mantas de repuesto. La cooperación alivia la tensión y reduce el miedo.

Cuando las autoridades permiten volver, algunos descubren que han perdido mucho. Tu familia, aunque afectada emocionalmente, conserva lo más importante: la seguridad y la sensación de control. Porque la **evacuación no empezó esa noche**, sino meses atrás, cuando preparaste el plan, los kits y los simulacros.

Autoevaluación del Aprendizaje práctico

La evacuación enseña que la preparación es la única vacuna contra el caos:

- ¿Tu mochila de 72h está lista para salir en 2 minutos?
- ¿Tu familia sabe su rol y su punto de encuentro?
- ¿Tienes rutas alternativas impresas por si falla el GPS?

- ¿Guardas los documentos y medicamentos críticos en bolsas impermeables?

XI
Anexos y Recursos

Recursos web, bibliografía y apps recomendadas

Recursos web oficiales

- **Protección Civil España**: https://proteccioncivil.es
- **Comisión Europea – Emergencias**: https://civil-protection-humanitarian-aid.ec.europa.eu
- **Cruz Roja Internacional**: https://www.icrc.org/es
- **FEMA (EE.UU.) – Ready.gov**: https://www.ready.gov
- **Agencia Alemana de Protección Civil (BBK)**: https://www.bbk.bund.de

Bibliografía esencial

- Cruz Roja (2019). *Manual de Primeros Auxilios Comunitarios.*
- FEMA (2020). *Emergency Preparedness Guide.*
- BBK (2021). *Katastrophen- und Notfallvorsorge.*
- Sphere Project (2018). *Manual Humanitario Esfera.*

Apps recomendadas

- **My112** (España): contacto directo con emergencias, envío de ubicación.
- **AlertCops**: comunicación directa con Guardia Civil y Policía Nacional.

- **First Aid – Cruz Roja:** guías prácticas de primeros auxilios.
- **Earthquake Network:** alertas tempranas de sismos.
- **Windy / Meteored:** previsiones meteorológicas avanzadas.
- **Garmin Explore / ZOLEO App:** comunicación satelital.